ZUR

GESCHICHTE, VERBREITUNG UND METHODE

DER

FRUCHT-ABTREIBUNG.

CULTURGESCHICHTLICH-MEDICINISCHE SKIZZE

VON

DR. MED. **H. H. PLOSS.**

LEIPZIG,
VERLAG VON VEIT & COMP.
1883.

Vorrede.

Mit einer grösseren Arbeit über die ethnographische Gynäkologie beschäftigt, welche in einiger Zeit erscheinen wird, veröffentliche ich aus mehreren Gründen schon jetzt die nachfolgende Abtheilung derselben. Es war nicht blos das culturgeschichtliche Interesse, welches ich für die so weit verbreitete Unsitte der Frucht-Abtreibung durch einen vor Aerzten zu Leipzig gehaltenen Vortrag, dann auch durch eine der Hamburger Gesellschaft für Geburtshülfe gewidmete Festschrift bei meinen Collegen erwecken wollte, sondern auch ein praktisches Interesse giebt mir Veranlassung, weiteren Kreisen die sich an meine Darlegungen ganz von selbst anknüpfenden Erwägungen anheimzugeben.

Zunächst möchte ich durch diese kleine Schrift anzuregen suchen, dass weitere Forschangen über den von mir behandelten Gegenstand namentlich in Deutschland unternommen, vielleicht auch von massgebender Seite aus angeordnet werden. Der dunkle, von mir berührte Fleck im Sittenzustande der Bevölkerung hat einestheils eine schwerwiegende moralische, anderntheils auch eine rechtliche Bedeutung. Daher suche ich die Aufmerksamkeit Aller, welche den bedenklichen socialen Verhältnissen unseres Volkes nicht kalt gegenüber stehen, hinzulenken auf Thatsachen, die in ihren Erscheinungen und Ursachen keineswegs in so hohem Grade, wie sie verdienen, erörtert sind. Wir wissen — wie aus meinen mit möglichster Sorgfalt aufgesammelten Berichten hervorgeht — über die Verbreitung der betreffenden Unsitte bei zahlreichen Völkern viel Genaueres, als über dasjenige, was sich bei uns selbst zuträgt und nur deshalb verborgen blieb, weil allerdings Gesetz und öffentliche Meinung dem freieren Auftreten der Sache entgegen treten, weil aber auch bei vielen, selbst recht intelligenten Männern die leidige Anschauung besteht, dass man dergleichen Vergehen doch wohl kaum je ausrotten werde. Dagegen halte ich es nunmehr für eine Pflicht wohlmeinender Richter und Gerichtsärzte, aus den Acten, deren Einsicht uns Anderen kaum zu Gebote steht, noch Vieles zu erörtern und weitere Beiträge zur Sittengeschichte aufzusammeln.

An solche Erörterungen müsste dann der Gesetzgeber anknüpfen, um auf Grund der gelieferten Unterlagen Material für eine nöthige Revision legislatorischer Maassnahmen zu gewinnen. Es sind ethische Momente, welche uns zwingen, die Bedingungen aufzusuchen, durch welche das sociale Uebel fortwuchert. Und es kann uns nicht genügen, dass es eben Gesetze giebt, die dasselbe einfach unter Strafe nehmen, sondern wir müssen auch fragen, in wie weit sich die bestehende Gesetzgebung bewährt hat, und in wie weit sie noch der Verbesserung bedarf.

Auch der praktische Arzt, der im engsten Verkehr mit der Bevölkerung steht, hat ein ethisches Interesse an der Sache: es bietet sich ihm vielfach Gelegenheit, die leichtfertige Gesinnung kennen zu lernen, die hier und da über die Frucht-Abtreibung nur für ihn aus der Verborgenheit zu Tage tritt. Er kann bezeugen, dass ihm selbst gar nicht selten Zumuthungen gestellt werden, in gewissen Fällen Hülfe zu leisten, in denen von den Antragstellern die Entrüstung des „ins Vertrauen gezogenen" Arztes nicht begriffen wird. Jeder Arzt möge zum wenigsten auf solche Fälle gefasst sein; er wird sie aber von unserem Standpunkte aus als Erscheinnngen der Sittenkunde aufnehmen, welchen er mit Festigkeit begegnen muss.

Weiterhin aber hat der Arzt ein Interesse an der Methodik, mit der man aller Orten in solchen Fällen vorgeht, und über welche er bei medicinal-polizeilichen und strafrechtlichen Untersuchungen sein Sachverständigen-Gutachten abgeben soll. Und schliesslich findet der Arzt auch unter den von mir beigebrachten Thatsachen einzelne Beispiele, welche zeigen, dass schon längst, bevor in die wissenschaftliche Heilkunde gewisse Methoden der künstlichen Frühgeburt Eingang gefunden haben (z. B. der Eihautstich, die Einführung elastischer Sonden zwischen Eihaut und Uteruswand), ein ähnliches Verfahren in der Volksmedicin uncultivirter Völker geübt wurde.

Möge man die Absichten des Verfassers wohlwollend aufnehmen, dabei aber ebenso nachsichtig die Lückenhaftigkeit seiner Arbeit beurtheilen.

Leipzig, im September 1883.

Dr. H. H. Ploss.

I.

Die Kindsabtreibung in ihrer Verbreitung unter den Völkern.

Der Gegenstand bietet ein dreifaches Interesse dar: ein culturhistorisches, ein rechtliches oder staatliches und ein ärztliches. Durch einen eingehenden Blick theils auf ethnographische Erscheinungen, theils auf die Geschichte der socialen und moralischen Verhältnisse in den Culturstaaten erkennen wir, wie sich unter den verschiedensten Verhältnissen die Anschauungen über die Kindesabtreibung gestalteten, und wie mit der Läuterung der Sitten, zugleich mit den platzgreifenden Ansichten über das Leben und das Recht der Frucht, sich allmälig eine Beschränkung der Fruchtabtreibung durch Gesetze entwickelte. Wir werden finden, dass noch heute unter den in primitiven, ebenso wie in halbcivilisirten Zuständen lebenden Völkern der Brauch des künstlichen Abortus in grösster Verbreitung besteht; demnach müssen wir schliessen, dass die Fruchtabtreibung keineswegs erst ein Ergebniss degenerirter socialer Verhältnisse ist. Sie wird allerdings, wie beispielsweise im Orient, durch gewisse, das sociale Leben beherrschende Missstände aufrecht erhalten. Doch haben ohne Zweifel recht zahlreiche, auf der niedrigsten Culturstufe stehende Völkerschaften sie mit der grössten Unbefangenheit von jeher und noch heute ausgeübt lediglich aus dem Grunde, um den Kindersegen zu beschränken. Vom ethischen Standpunkte beurtheilen wir diese Erscheinung als ein Ergebniss des leidigen Kampfes ums Dasein; allein es ist auch eine schlimme Thatsache, dass der so ausgedehnt vorkommende Abortus zum allmäligen Untergang vieler dieser Urvölker mitwirkt. Zuletzt treten religiöse und politische Gesetzgeber der Ausbreitung der Kindesabtreibung beschränkend entgegen; es weichen aber die allmälig zur Geltung gekommenen religiösen und staatlichen Grundsätze gar sehr ab von den schliesslich zu Tage tretenden ärztlichen Gesichtspunkten.

Schon in frühen Zeiten beschäftigte sich die Gesetzgebung mit der Kindesabtreibung. Allein anfangs galt dieselbe keineswegs als ein Verbrechen in unserem Sinne; man ging vielmehr von dem Gedanken aus, dass mit einer solchen Handlung ein Schaden zugefügt würde, der gebüsst oder gesühnt werden könne. Ein solcher Gesichtspunkt macht sich im mosaischen Recht geltend, welches bestimmt: „Wenn Männer sich hadern und verletzen ein schwangeres Weib, dass ihr die Frucht abgeht, und ihr kein Schaden widerfährt, so soll man ihn um Geld strafen, wieviel des Weibes Mann ihm auferlegt, und soll es geben nach der Schiedsrichter Erkennen. Kommt ihr aber ein Schaden daraus, so soll er lassen Seele um Seele, Auge um Auge, Zahn um Zahn, Hand um Hand, Fuss um Fuss, Brand um Brand, Wunde um Wunde, Beule um Beule.“ [1]) Nach Flavius Josephus jedoch wurde die Frucht-Abtreibung bei den alten Hebräern mit dem Tode bestraft.

Im alten Gesetzbuche der Perser, „Vendidad“, welches die Rechtsgrundsätze Zoroaster's enthält, heisst es: „Wenn ein Mann ein Mädchen geschwängert hat und zu dieser sagt: suche dich mit einer alten Frau zu befreunden, und diese Frau bringt Bangha oder Fraçpata oder eine andere der auflösenden Baumarten, so sind das Mädchen, der Mann und die Alte gleich strafbar. Jedes Mädchen, welches aus Scham vor den Menschen seiner Leibesfrucht einen Schaden beifügt, muss für die Beschädigung des Kindes büssen.“ [2])

So bestraften denn schon die alten Juden, sowie die Meder, Baktrer und Perser die Abtreibung. Mit dem Untergange dieser Völker kam jedoch bei den Griechen und Römern diese Unsitte in Aufnahme.

Aus Aristoteles' Schriften [3]) geht hervor, dass die Griechen

---

1) 2. Buch Mos. XXI, 22—25.

2) M. Duncker, Geschichte der Arja. Leipzig 1867. S. 548. Vendidad XV, 34—58.

3) Aristoteles, Politika, Lugd. Batav. 1621. 8. VII, 16: *ἐὰν δὲ τίσι γίγνηται παρὰ ταῦτα συνδυασθέντων πρὶν αἴσθησιν ἐγγινέσθαι καὶ ζωὴν, ἐμποιεῖσθαι δεῖ τὴν ἄμβλωσιν. τὸ γὰρ ὅσιον καὶ τὸ μὴ διωρισμένον τῇ αἰσθήσει καὶ τῷ ζῆν ἔσται.*

das Herbeiführen einer Fehl- oder Frühgeburt nicht als „Verbrechen", sondern unter Umständen als ein zulässiges Verfahren betrachteten. Die Stelle bei diesem Autor lautet: „Wenn aber in der Ehe wider Erwarten Kinder erzeugt werden, so soll die Frucht, bevor sie Empfindung und Leben empfangen hat, abgetrieben werden; was hierbei mit der Heiligkeit der Gesetze übereinstimmt, was nicht, ist eben nach der Empfindung und dem Leben der Frucht zu beurtheilen." Es scheint demnach die Absicht gewesen zu sein, die Eltern, welche keine Kinder erzeugen wollten, zur Frucht-Abtreibung zu berechtigen, damit nicht etwa durch übermässige Belastung der wenig bemittelten Familie mit Kindersegen das Gemeinwesen geschädigt werde; nur durfte im Einzelfalle das Kind noch nicht lebensfähig sein.

Aehnliche Ansichten sprach Plato aus; er gestattete den Hebammen, die Abtreibung der Frucht vorzunehmen, indem er sagte[1]): „Sie können die Gebärende erleichtern oder auch eine Fehlgeburt herbeiführen, wenn man eine solche beabsichtigt." Lichtenstädt[2]) und Schleiermacher[3]) betrachten diese Beförderung der Frühgeburt durch Hebammen als ein auf den Wunsch der Schwangeren veranstaltetes Abtreiben der Leibesfrucht; Lichtenstädt vermuthet auch, dass vielleicht ein solches Befördern der Frühgeburt hier gemeint sein könne, welches aus physischen Gründen zur Erhaltung der Mutter und des Kindes nothwendig sei. Allein in dieser Beziehung hat Plato in keiner Weise Andeutungen gegeben, vielmehr ganz allgemein die Hebammen für berechtigt erklärt, Kinder abtreiben zu dürfen.

In Rom herrschte dieselbe Sitte selbst bei den Frauen der Vornehmen. Seneca erwähnt dieses Laster als eine gewöhnliche Sache. „Nie," sagt er zu seiner Mutter Helvia, „hast Du Dich Deiner Fruchtbarkeit geschämt, als wäre sie ein Vorwurf Deines Alters; nie hast Du gleich Anderen Deinen gesegneten Leib als eine unanständige Last verborgen, nie die hoffnungsvolle Frucht in Deinen Eingeweiden selbst getödtet." Juvenal[4]) sagte von seiner Zeit, dass man zu Rom wenige vornehme Kindbetterinnen hätte,

---

1) Plato's Theaitetos: *καὶ τίκτειν τε δὴ τὰς δυστοκούσας καὶ ἔαν νέον ὂν δόξῃ, ἀμβλίσκειν, ἀμβλίσκουσιν.* P. Frank, System der medic. Polizei. Mannheim 1804. II, 57.

2) Plato's Lehren auf dem Gebiete der Naturforschung u. Heilk. 1826.

3) Uebersetzung von Plato's Werken. 1805.

4) Sat. VI, 594.

seitdem die Frauen darin einen Vortheil gefunden hätten, sich unfruchtbar zu machen oder das Kind in ihrem Schoosse zu tödten. Meist war es den Frauen um das Beibehalten einer guten Gestalt zu thun. Aber auch aus Hass gegen ihren Ehemann trieb sich manche Frau nach ihrer Scheidung, wie es in jener Zeit oft vorkam, die Frucht ab. So war es denn auch Sitte, dass der Mann für seine schwangere Frau einen sogenannten Bauchhüter anstellte.

Der Grund dieser Erscheinung, dass die civilisirten Völker des classischen Alterthums das Abtreiben so gleichgültig ansahen, ist in der bei ihnen verbreiteten Meinung zu suchen, dass der Fötus noch kein Mensch, sondern blos ein Theil der mütterlichen Eingeweide sei. Grosse Unterstützung gewährte einer solchen Ansicht auch die stoische Schule. Die Geringschätzung eines kindlichen Lebens ging ja unter Griechen und Römern bekanntlich so weit, dass man ein soeben zur Welt gekommenes Kind noch keineswegs für einen zum Fortleben berechtigten Menschen hielt, so lange dasselbe noch nicht vom Vater durch die Aufhebung (Sublatio) anerkannt und aufgenommen worden. Noch rücksichtsloser durfte man wohl gegen ein noch nicht geborenes Kind verfahren. Dennoch gab es Männer, wie Seneca, Juvenal, Ovid, die aufgeklärt genug waren, die Abtreibung für eine verabscheuungswürdige Handlung zu erklären. Ovid[1]) beklagt, dass die Mädchen, grausamer als Tiger und Löwen, ihre neugeborenen Kinder vergiften, wenn auch manche dabei zu Grunde gehen.

Im Einklange mit dieser allgemein herrschenden Anschauung war denn auch die Kindesabtreibung nach den Gesetzen der Römer nicht verboten oder für strafbar erklärt. Es stand ja den Eltern frei, die Neugeborenen nach Willkür aufzuziehen oder auszusetzen. Nur dann, wenn besondere, strafbare Zwecke mit der Kindesabtreibung verbunden waren, wurde gegen die betreffende Person vorgegangen. Die Milesia, deren Cicero erwähnt, liess sich durch Geld bestechen, um mit dem Abtreiben ihrer Frucht gewissen Verwandten einen Dienst zu leisten; er behandelt in seiner Oratio pro Cluentio den Fall der Abtreibung, wobei er die Verurtheilung der von Seitenerben bestochenen Mutter lediglich vom Gesichtspunkte einer Eigenthumsbeschädigung des Vaters motivirt. Die Kaiser Severus und Antonius haben, wie das Justinianische Rechtsbuch zeigt, als eine ausserordentliche Strafe die Verbannung für

1) Amor. II, el. 14. Auch sagt Ovid in Eleg. d. nuce, dass ein Mädchen, welches schön aussehen wolle, den Uterus gewissenlos behandele, und dass selten eine Frau Mutter sein möge.

eine Kindesabtreiberin festgesetzt[1]) blos wegen des dem Ehemanne erwachsenden Schadens. Allerdings hat derselbe Codex auch Strafen auf den gewerbsmässigen Verkauf mit Liebestränken und Abtreibemitteln gesetzt[2]), allein diese Verfügung zeigt, dass man in diesem Handel nur ein eigentliches Delictum sah; dagegen wird die abtreibende Schwangere dabei gar nicht erwähnt. So liess man der Sitte, sich der Frucht zu entledigen, völlig freien Lauf; dieselbe wurde wahrscheinlich deshalb sehr ausgebreitet, weil zur Zeit der Sittenverderbniss die vornehmen Frauen darnach strebten, sich die Schönheit zu erhalten und nicht durch Schwangerschaft, Geburt, Wochenbett und Kindererziehung im freien Genusse des Lebens gestört zu werden.

Nachdem die alten Griechen und Römer Jahrhunderte lang sich nicht zu der ethischen Anschauung erheben konnten, in der Kindesabtreibung etwas Sträfliches zu finden, lehrte erst die mit dem Christenthume sich verbreitende humane Richtung, eine solche Handlung als Vergehen gegen menschliche und göttliche Gebote zu bestrafen. Von den Germanen hatte Tacitus[3]) zwar behauptet, dass sie die Zahl der Kinder zu beschränken für verbrecherisch halten. Dagegen ist durch Grimm u. A. nachgewiesen worden, dass bei den Germanen einst allgemein die Sitte herrschte, die Kinder auszusetzen. So scheint es, dass Tacitus lediglich darauf hindeuten wollte, dass die Germanen jenen römischen Brauch, durch künstliche Mittel Abortus zu bewirken, verpönen, indem er sagt: „Numerum liberorum finire flagitium habetur.“ Dass jedoch auch diese Sitte der Frucht-Abtreibung germanischen Völkern in der Zeit des Volksrechtes bekannt war, beweist wenigstens das bairische Gesetz (L. Bajuv. VII, 18) und L. Sal. XXI, 2. Andeutungen über die Anwendung von Abortivmitteln im Norden machen Hâvam 26, Fiölsvinnsm. 23; vgl. Lex Rectitudines 89. Bei den Friesen war nach Lex Frision. V, 1 die Abtreibung straflos.[4])

Erst von christlichen Lehrern, den Kirchenvätern, wurde die Abtreibung geradezu als Mord erklärt. So stellte das kanonische

1) „Indignum enim videri potest, impune eam maritum liberis fraudasse.“

2) „Qui abortionis aut amatorium poculum dant, etsi dolo non faciant; tamen, quia mali exempli res est, humiliores in metallum, honestiores in insulam, amissa parte bonorum, relegantur, quodsi eo mulier aut homo perierit, summo supplicio afficiantur.“

3) Germania 19.

4) K. Weinhold, Die deutschen Frauen in dem Mittelalter. 2. Aufl. Wien 1882. I, S. 91.

Recht ganz neue Grundsätze auf. Zwar hatten die Synodalbeschlüsse auf das Verbrechen blos bald sechs-, bald zehnjährige Busse gesetzt; allein die sechste constantinopolitanische Synode bezeichnete die Handlung direct als Mord. Auch Papst Stephan V. schrieb um 886: „Si ille, qui conceptum in utero per abortum deleverit, homicida est“ etc. In missverstandener Auslegung mosaischer Aussprüche erklärte dann auf Grund unrichtiger Uebersetzung der Septuaginta der Kirchenvater Augustinus, dass eine Frucht bis zum 40. Schwangerschaftstage unbelebt sei; auf Abtreibung einer solchen stand Geldbusse, auf Abtreibung einer älteren, belebten Frucht hingegen Todesstrafe. Dieses verschiedene Strafmass wurde auch beibehalten, indem ein Glossator des Codex Justinianus, Accursius, verlangte, dass die Abtreibung einer unbelebten Frucht (vor 40 Tage Alters) mit Verbannung, die Abtreibung einer belebten Frucht mit Todesstrafe belegt werde. Noch hatten unsere ältesten deutschen Gesetzbücher sich darauf beschränkt, den durch Kindesabtreibung angestellten Schaden durch Geldstrafe büssen zu lassen: Das alemannische, vom Frankenkönig Dagobert († 683) erneute Rechtsbuch bestrafte lediglich den, der eine Schwangere abortiren machte (höher, wenn es eine weibliche Frucht betraf, als wenn diese männlichen Geschlechts war oder letzteres nicht erkannt wurde). Das salfränkische und das ripuarische Recht straft den Thäter um Geld, und zwar um so höher, wenn die Mutter dabei zu Grunde ging.[1]) Das friesische Gesetzbuch rechnet unter die Menschen, die man, ohne Wehrgeld zu zahlen, tödten könne, solche, die ein Kind von der Mutter abtreiben. Nach dem bavarischen Gesetze aus dem 7. Jahrhundert bestrafte man Mitschuld an der Frucht-Abtreibung mit 200 Geisselhieben, die Mutter aber mit Sclaverei; starb die Mutter, so wurde der Mitschuldige mit dem Tode bestraft. Auch die Sammlung von westgothischen Gesetzen von Chindaswind († 652) und seinem Sohne Receswind († 672) enthält unter der Rubrik „Antiqua“ Bestimmungen gegen die Abtreibung: Wer einen Abtreibetrank einer Schwangeren giebt, wird hingerichtet; eine Sclavin, die ein solches Mittel sich verschafft, erhält 200 Peitschenhiebe; eine freie Schuldige wird zur Sclavin gemacht.

---

1) In dem unter den ersten Merowingern erlassenen Salischen Gesetze (Tit. 28) heisst es: § 4. Si quis feminam genuinam gravidam trabattit et ipsa femina fuerit mortua, 28 M. Den.... culpabilis judicatur. § 5. Si quis vero infantem in ventre matris suae occiderit, 8 M. Den. — Cfr. Schröter, Vermischte jurist. Abhandl. II, 431. — Spangenberg im neuen Archiv des Kan. Rechts. Halle 1818. II, S. 8.

Ein Freier, der durch Gewaltthat Abortus einer Frau herbeiführte, bezahlte bei einem ausgebildeten Fötus 250 Solidi, bei einem nicht ausgebildeten nur 100. Ging die Mutter zu Grunde, so trat stets Todesstrafe ein.[1])

Als Deutschland ein gemeinsames Reich geworden und jene ältesten germanischen Gesetzbücher durch die Sammlungen alter Rechtsgebräuche ersetzt wurde, z. B. durch den Sachsen- und den Schwaben-Spiegel, in welchen die Abtreibung gar nicht erwähnt wird, so hielt man sich von da an wohl vielfach an den Justinianischen Codex, der sich in Deutschland mehr und mehr heimisch machte. Durch diesen Codex und seine Glossatoren kam dann wiederum jene Theorie des kanonischen Rechtes über „belebte" und „unbelebte" Frucht in die 1533 vom Kaiser Carl V. veröffentlichte peinliche Gerichtsordnung, die Carolina, welche bestimmte:

„So Jemand einem Weibsbild durch Beymang, Essen oder Trinken ein lebendig Kind abtreibt, — so solch Uebel vorsätzlicher und boshafter Weise geschieht, so soll der Mann mit dem Schwerdte als Todtschläger und die Frau, so sie es auch an ihr selbst thäte, ertränkt oder sonst zum Tode bestraft werden. So aber ein Kind, das noch nicht lebendig war, von einem Weibsbild getrieben würde, sollen die Urtheiler der Strafe halber bei den Rechtsverständigen oder sonst, wie zu Ende dieser Ordnung gemeldet, Raths pflegen."

Die angeführten Gesetze scheinen immerhin ziemlich nöthig gewesen zu sein, und schon ihre Existenz deutet darauf hin, dass unter den germanischen Völkern jener Zeit die Abtreibung mehr oder weniger häufig vorkam. Es sind demnach nicht blos die sich durch üppiges Wohlleben auszeichnenden Völker des Alterthums, wie die Römer, sondern auch die noch auf der Stufe einer weniger verfeinerten Cultur stehenden Völkerschaften der nachrömischen Periode mit der Unsitte des künstlichen Abortus vertraut gewesen. Aehnliches war in anderen Continenten der Fall: Im alten Ynka-Reiche (Peru) wurde künstliche Frühgeburt mit dem Tode bestraft.[2])

In Frankreich wurden die fränkischen Gesetze durch das kanonische Recht, verbunden mit dem römischen, allmälig verdrängt. Die Parlamente liessen die Abtreiber einfach aufknüpfen; die Revolution änderte diese drakonische Gesetzgebung dahin ab, dass der gefällige Helfer zu 20jähriger Kettenstrafe verurtheilt

1) Spangenberg l. c. II, S. 32. — Fabrice, Die Lehre von der Kindesabtreibung und vom Kindesmord. Erlangen 1868. S. 201 ff.

2) Herrera, V. 4, 3.

wurde; die Frau, an der der Abortus vollzogen war, wurde nicht beachtet.

Die Engländer besassen seit dem 13. Jahrhundert in der Fleta ihre Gesetzsammlung; diese bedrohte den Abortus mit der Todesstrafe, indem man dabei von dem Gesichtspunkte ausging, weil durch dieses Verbrechen eine Beeinträchtigung des Staates herbeigeführt werde. Ein Gesetz von 1803, die Ellenborough-Acte, hielt noch den Unterschied zwischen belebter und unbelebter Frucht fest.

In Oesterreich verfügte das Josephinische Gesetzbuch von 1787, dass eine Schwangere, die durch geflissentliche Handlung sich ein todtes Kind abtreibt oder abtreiben lässt, ein Capitalverbrechen begeht und 1 Monat bis 5 Jahre hartes Gefängniss zu gewärtigen hat; Mitschuldige erhalten zeitlicheres, linderes Gefängniss.

Das preussische Landrecht von 1794 verfügte: Weibspersonen, welche sich eines Mittels bedienen, die Leibesfrucht abzutreiben, haben schon dadurch Zuchthausstrafe auf 6 Monate bis 1 Jahr verwirkt. Wirklich vollbrachte Abtreibung innerhalb der ersten 30 Schwangerschaftswochen ist mit 10 Monaten bis 1 Jahr Zuchthaus bedroht; Helfer litten gleiche Strafe, erhielten aber bei mehrfacher Ausübung des Verbrechens Staupenschlag.

Ueberblicken wir das Ganze, so kommt auch hier die Wirkung der allgemeinen Cultur zur Erscheinung. Es ist — wie wir sahen — Thatsache, dass die alten Griechen und Römer im künstlichen Abortus etwas Strafwürdiges nicht fanden, und dass nur das Christenthum mit einer humaneren Richtung eine solche Handlung als Vergehen gegen menschliche und göttliche Gebote bestrafen lehrte. Seit Aristoteles und fast bis in die Mitte des vorigen Jahrhunderts herrschte die Meinung, dass die Abtreibung kein Kindermord sei, wenn sie vor der Belebung der Frucht vorgenommen wird. Man meinte — und hierin stimmten Aerzte, Naturforscher, Gesetzgeber und Geistliche überein —, dass der Fötus noch keine Seele habe. Ein Umschwung in der allgemeinen Verwerfung der Unsitte trat erst ein, als man anfing zu glauben, dass schon im Fötus eine Seele wohne.[1])

Allein es gab und giebt auch heute noch Völker, die nicht erst dem Christenthume die sittliche Abklärung nach dieser Richtung

---

1) Vgl. Rousseau, Question hist. de l'avortement. Gaz. méd. de Paris 1864. 14, p. 199.

hin verdanken. Schon längst, ehe bei Griechen und Römern die Abtreibung in allgemeine Aufnahme kam, lebten Völkerschaften, welche die Abtreibung bestraften: die alten Juden, sowie die Meder, Baktrer und Perser. Und auch unter den heutigen uncultivirten Völkern giebt es einzelne, wenn auch wenige, bei denen von einer Bestrafung der künstlichen Frühgeburt die Rede ist; es sind dies die Battas in Asien [1]) und die Kaffernstämme [2]), welche Strafen auf dieses Vergehen setzen; letztere bestrafen sogar den mitwirkenden Arzt. Und wenn auch bei vielen mohammedanischen Völkern künstlicher Abortus, wie wir sehen werden, ungemein häufig vorkommt, so ist doch in dem Gesetzbuche der Mohammedaner Si khelil die Abtreibung verboten.

Nachdem wir einen Ueberblick über die Geschichte des künstlichen Abortus aus früherer Zeit gegeben, würden wir nunmehr auch übergehen können zur Betrachtung der neueren Gesetzgebung, soweit sie sich mit diesem wichtigen Capitel der gerichtlichen Medicin befasst hat. Allein erstens findet man in dem lesenswerthen Werke von Fabrice: „Die Lehre der Kindesabtreibung“ (Erlangen 1868) fast Alles, was die moderne Zeit hierüber gebracht hat. Und zweitens wurde die Gesetzgebung der verschiedenen deutschen Staaten über dieses Capitel des Criminalwesens dadurch hinfällig, dass das Strafgesetzbuch des deutschen Reiches einheitliche Bestimmungen für Deutschland gebracht hat. [3]) In diesem Strafgesetzbuche heisst es:

§ 218. Eine Schwangere, welche ihre Frucht vorsätzlich abtreibt oder im Mutterleibe tödtet, wird mit Zuchthaus bis fünf Jahren bestraft. Sind mildernde Umstände vorhanden, so tritt Gefängnissstrafe nicht unter 6 Monaten ein. Dieselben Strafvorschriften finden auf Denjenigen Anwendung, welcher mit Einwilligung der Schwangeren die Mittel zu der Abtreibung oder Tödtung bei ihr anwendet oder ihr beigebracht hat.

§ 219. Mit Zuchthaus bis zu 10 Jahren wird bestraft, wer einer Schwangeren, die ihre Frucht abgetrieben oder getödtet hat, gegen Entgelt die Mittel hierzu verschafft, bei ihr angewendet oder ihr beigebracht hat.

§ 220. Wer die Leibesfrucht einer Schwangeren ohne deren Wissen und Willen abtreibt oder tödtet, wird mit Zuchthaus nicht unter 10 Jahren bestraft.

---

1) Waitz, Anthrop. Bd. V, 1., S. 190.

2) Peschel, Völkerkunde. Leipzig 1875. S. 514.

3) Horch, H., Das Verbrechen der Abtreibung. Inaug.-Diss. Giessen 1878.

Ich glaube, dass die Erfahrung nun wohl bald darüber zu Rathe gezogen werden muss, inwieweit sich diese Bestimmungen bewährt haben und inwieweit sie abänderungsbedürftig sind. Denn es will mir aus mehreren Gründen scheinen, dass namentlich die gleichzeitige Strafandrohung für den, der die Abtreibung ausführt, und für die, welche sich abtreiben lässt, den Richter nur selten in den Stand setzt, das Verbrechen zu bestrafen. Nur in wenig Fällen wird der Staatsanwalt Kenntniss vom Verbrechen erhalten. Zwar hat man auch bestimmt, dass die Hebammen verpflichtet sind, derartige in ihrer Praxis ihnen vorkommende Fälle zur Anzeige zu bringen. Allein da die Verbrecherwelt weiss, dass diese hülfreichen Frauen Anzeige zu machen haben, so wird vermieden, die Hülfe von Hebammen in dergleichen Fällen in Anspruch zu nehmen; hierdurch bewirkt die Gesetzgebung eben nur, dass die unglücklichen Frauen ohne solche Hülfe in ihrer Noth bleiben. In manchen Fällen sind auch vielleicht die Untersuchungsrichter noch keineswegs vertraut genug mit den besonderen Manipulationen der Abtreiber, so dass sie ihre Untersuchung gewiss ganz resultatlos führen. Mir selbst sind aus meiner Praxis derartige Fälle bekannt. In einem Falle konnte das Weib, welches die Abtreibung förmlich gewerbsmässig betrieb, nicht bestraft werden, weil die Voruntersuchung zu mangelhaft war. Und in der geburtshülflichen Gesellschaft zu Dresden berichtete am 2. October 1873 das Mitglied des sächsischen Landes-Medicinal-Collegiums, Geh. Med.-Rath Dr. Merbach, über einige ihm vorgekommene Fälle von Frucht-Abtreibung im Königreich Sachsen, bei welcher Gelegenheit auch zwei andere Mitglieder des Landes-Medicinal-Collegiums, die Geh. Med.-Räthe Günther und Winckel, Fälle erzählten, in welchen entweder Freisprechung oder eine Anklage gar nicht erfolgte.

Sehen wir uns unter den jetzigen Völkern des Erdballs um, so finden wir, dass sowohl viele der rohesten, als auch manche schon mehr civilisirte, insbesondere die orientalischen Völker, das Abtreiben der Frucht sehr häufig ausüben, indem sie den Werth eines noch nicht geborenen Kindes sehr gering schätzen. Auch scheinen sie die Gefahren, welche sie hierbei der Mutter bereiten, nicht hoch anzuschlagen. Wenn der Arzt Dr. Stricker in Frankfurt a/M. in seinen Studien über den Abortus und seine Bedeutung für die Bevölkerungszunahme zu dem Ergebniss gelangte, dass er schloss: „Es bedarf immer mächtiger Motive, um die natürliche Zärtlichkeit der Mutter zu ihrem geborenen oder ungeborenen Kinde in Zerstörungstrieb umzuwandeln," so meine ich, dass die Zärtlichkeit der Mütter gegen das noch ungeborene Kind sich keineswegs im Allgemeinen sehr rege zeigt. Den rohen Völkern gilt das Leben der Frucht ungemein wenig, und bei mehr civilisirten Zuständen ist in unehelichen Verhältnissen die Furcht vor Schande meist das leitende Motiv, während bei den Mohammedanern die Furcht vor Strafe, welche das Gesetz der unehelich Geschwängerten androht, jedenfalls die etwa vorhandenen mütterlichen Gefühle leicht erstickt. In vielen Verhältnissen aber sind vor allem materielle Rücksichten, Nahrungsnoth, das Bestreben, den Mühen und Sorgen der mütterlichen Pflichten gegen das Kind vorzubeugen u. s. w. die wirkenden Motive.

Die Bedingungen für die Verbreitung der Sitte der Abtreibung mögen im Allgemeinen dieselben sein, wie die, welche den Kindermord veranlassen. Allein bei der Abtreibung fällt auch noch die schwache Schranke hinweg, welche wohl manchmal die Mutter abhält, das Eigenerzeugte zu vertilgen, die Liebe zu dem ebengeborenen lebenden Wesen und die Furcht vor der Schuld, ein Leben zu zerstören. Bei den Naturvölkern kommt aber für die Abtreibung noch hinzu: das Unbequeme und Beschwerliche, das mit der Schwangerschaft verbunden ist, dazu auch wohl die Vorstellung, die eigene Schönheit zu bewahren. Die Kamtschadalen suchen aus solchen Gründen häufig sogar durch Beschwörungen und Kräuter der Empfängniss überhaupt zuvorzukommen (Kraschenninikow); die Mundas in Ostindien suchen dies durch Verschiebung und Verdrückung der Gebärmutter zu bewirken [1]); bei ihnen steht überhaupt die Abtreibung mit Hülfe alter Frauen namentlich bei oft eintretender Schwangerschaft sehr im Schwange, obgleich sie sagen, dass der Mutterleib Singbongas, ihres Hauptgottes, Ackerfeld sei und man dieses nicht zerstören dürfe.

Unter den Völkern stehen in der Civilisation die Oceanier und Australier wohl am tiefsten. In Australien will man bemerkt haben, dass „wegen der Schwierigkeit, womit die Auferziehung der Kinder verbunden ist", die eingeborenen Mütter oftmals Fehlgeburten herbeiführen. [2]) In Neu-Süd-Wales unweit Sydney sterben die Eingeborenen wegen der hier gebräuchlichen Abtreibung der Leibesfrucht mehr und mehr aus, wie Dr. v. Scherzer, österreichischer Consul in Leipzig, im 3. Bande des geschichtlichen Be-

1) Th. Jellinghaus in Zeitschr. f. Ethnol. Bd. III, S. 365.

2) G. Klemm, Allgem. Culturgesch. I, S. 291. — R. Oberländer im „Globus" 1863, Bd. IV, S. 279.

richtes über die Weltumsegelung der „Novara“ angiebt; die Sprache der Eingeborenen hat für das Abtreiben einen eigenen Kunstausdruck: Mibra.

Auf Neuseeland war bis vor einiger Zeit das Abtreiben der Frucht nicht minder gebräuchlich, als der Kindermord. Der Arzt Dr. Tuke[1]) weiss, dass die Maori-Frauen auf Neuseeland häufig abortiren; bei manchen derselben soll dies, wie er sagt, 2 oder 3 Mal, ja sogar 10—12 Mal geschehen sein. Er weiss zwar nicht genau, ob der Abortus künstlich hervorgerufen wird oder zufällig ist, doch glaubt er annehmen zu dürfen, dass man häufig den künstlichen Abortus hervorruft. Domeny de Rienzi schildert in seinem Werke über Oceanien die Entbehrungen und Qualen, welche den eingeborenen Frauen bei Schwangerschaft und Geburt von den Ihrigen auferlegt wurden, und fragt: Darf man sich wundern, dass manche dieser Frauen dem Glücke entsagen, Mutter zu werden, und durch gewaltsame Mittel den Folgen ihrer Fruchtbarkeit vorbeugen? — Unter den Eingeborenen Neucaledoniens huldigen nach Bericht des französischen Schiffsarztes Dr. Rochas nicht etwa blos unverheirathete Dirnen dem Gebrauche des Abtreibens, sondern auch Frauen, um der Mühe des Säugens zu entgehen, und um gewisse Körperreize länger zu bewahren.

Dass die Rücksicht auf die Erhaltung der jugendlichen Schönheit wie im alten Rom so auch den Frauen der Naturvölker als Motiv zur Abtreibung keineswegs fremd ist, wird uns mehrfach berichtet nicht blos von den ganz rohen Bewohnerinnen Neucaledoniens, welche zur Conservirung darnach streben, ihre Brüste möglichst lange straff zu erhalten[2]), sondern auch von Samoa[3]), Tahiti[4]), Hawai[5]) und von den Dariern in alter Zeit.[6])

Bei den Doresen, einem Papua-Stamme auf Neu-Guinea, ist die Frau das Lastthier des Mannes; um nicht mit grossen mütterlichen Sorgen beschwert zu werden, betrachten die Frauen zwei Kinder für hinreichend und treiben bei jeder folgenden Schwangerschaft die Frucht ab. Daher die geringe Zunahme der

---

1) Edinb. med. Journ. 1864, 104, S. 725: Whether this is the resultat of procuration, or simply accidental I cannot say; but I have strong superstitions, that the former is very frequently put into the practice.

2) Ausland 1860, S. 970.

3) Turner, S. 175.

4) Waitz, Anthrop. VI, S. 139, 367.

5) Ders. VI, S. 140.

6) Ders. IV, S. 350.

Bevölkerung.[1]) Dagegen kommt auf Engano im malayischen Archipel, wie derselbe Berichterstatter mittheilt, Abortus nur selten vor.[2])

Auf den Gesellschafts-Inseln, deren grösste Taïti ist, trat (wie auch anderwärts öfters) die Kindesabtreibung an Stelle des früher gebräuchlichen Mordes der Neugeborenen (Bennet). Auf den Tonga-Inseln (von Cook die freundschaftlichen Inseln genannt) sind jedoch weder Kindermord, noch Abtreibung gebräuchlich. Auf den Sandwich-Inseln, auf denen der Kindermord früher sehr heimisch war, ist jetzt nach Angabe der Missionäre nur die Hälfte der Ehen fruchtbar. Dr. Andrew fand von 96 verheiratheten Sandwich-Insulanerinnen 23 in kinderloser Ehe, also den vierten Theil. Nach Wilkes ist hier der freiwillige Abortus sehr häufig. Auf den Fidchi-Inseln, sagt Wilkes, giebt es viele Hebammen, die meistens auch mit dem Geschäfte der hier sehr häufig exercirten Frucht-Abtreibung sich befassen. Auf Samoa ist der Kindermord etwas ganz Unerhörtes, Abtreibung der Frucht dagegen, und zwar mit Anwendung mechanischer Mittel, theils aus Scham, theils aus Furcht vor frühem Altern, theils aus Trägheit ausserordentlich in Uebung.[3]) Künstlicher Abortus war auf den Gilbert-Inseln wegen der Unfruchtbarkeit des Bodens sehr gebräuchlich. Auf den benachbarten Carolinen-Inseln herrschte diese Sitte nicht; auch die Gruppe der Makin-Inseln war frei von ihr. Wohl aber scheinen die Ulitaos auf den Marianen diese Sitte geübt zu haben, obwohl bestimmte Angaben darüber nicht vorliegen.[4]) In Brunei auf Borneo sind die Kindesmorde nur deswegen so selten, weil man ihnen durch Abtreibung der Leibesfrucht zuvorkommt, worin die Eingeborenen eine solche Meisterschaft haben, dass sie ihren Zweck ohne Gefährdung des Patienten zu erreichen wissen. Da die Vornehmen ihre Concubinen nach der ersten oder zweiten Geburt in Ruhestand zu versetzen pflegen, so schrecken die gewissenlosen Weiber vor keinem Mittel zurück, um sich in ihrer begünstigten Stellung länger zu behaupten. Ferner bleibt die Hälfte der adligen Töchter unver-

---

1) v. Rosenberg, Der malayische Archipel, S. 454.

2) Ebend. S. 212.

3) Ausland 1861, S. 683.

4) Die Ulitaos sind eine Art Adel, wie die polynesischen Areois, und letztere müssen bekanntlich alle ihr Kinder, namentlich aber alle von niederen Frauen tödten.

mählt; damit sie infolge des unerlaubten Umganges nicht niederkommen, wird in Zeiten vorgebeugt (Spencer St. John).[1])

Die erste Erwähnung der künstlichen Fehlgeburten bei den Eingeborenen von Amerika findet sich schon bei Las Casas[2]) und Petrus Martyr.[3]) Die Ueberbürdung mit Arbeit durch die Spanier veranlasste die Mütter in ihrer Verzweiflung dazu, um ihre Kinder nicht demselben Elende auszusetzen. Noch jetzt kommt Abortus und Kindermord bei den Eingeborenen von Nord- und Südamerika vor.

Bei mehreren südamerikanischen Indianerstämmen haben die Frauen, wie v. Azara[4]) gefunden hat, nur zwei Kinder, indem sie sich der übrigen durch Abtreiben zu entledigen pflegen. Diese Sitte scheint aber erst allmälig sich eingebürgert zu haben. Die Guyacurus an der Ostseite des Parana und die Lengua (eigentlich Shuiadsche, denn Lengua oder „Zunge" wurden sie von den Spaniern nur wegen der ungewöhnlichen Quaddeln genannt, die sie in den Lippen trugen), zwei Pampas-Völker, welche sogar nur ein Kind aufzuziehen pflegen, sind namentlich infolge hiervon dem Aussterben nahe.[5]) Bei den Guyacurus in Brasilien geht das Bestreben der Frauen, dem Manne gefällig zu sein, so weit, dass sie, wenn sie sich schwanger fühlt, das Kind im Leibe tödtet, damit sie durch die Schwangerschaft und die Erziehung des Kindes dem Manne nicht beschwerlich falle. Dies thun sie, so lange sie noch nicht 30 Jahre alt sind. Empfangen sie nach diesen Jahren und gebären glücklich, so ziehen sie das Kind auf. Der Grund, die Leibesfrucht zu tödten, liegt auch wohl mit darin, weil sie während der Schwangerschaft und während des Säugens keine Gemeinschaft mit dem Manne haben dürfen. Bei den Guaranis, einem brasilianisch-guyanischen Volksstamme, hat Rengger[6]) nichts dieser Art gefunden, wohl aber bei den durch Blattern, Trunk und Abtreibung auf 200 zusammengeschmolzenen Payagua's, einem Pampas-Volke am Paraguaystrome. Die Mbayas in Paraguay treiben deshalb die Kinder ab, weil die Frauen fürchten, durch das Aus-

1) Ausland 1862, S. 755.

2) Oeuvres, ed. Llorente. Paris 1822. I, 229.

3) De rebus oceanicis. Colon. 1574. S. 294. Dr. Stricker, Archiv f. Anthrop. 1872, Bd. V, S. 451.

4) Azara, Voyages dans l'Amérique. 1809. II, 59 u. 179, 116.

5) Ebend. 146, 149 u. Eschwege, Journ. v. Brasilien. Weimar 1818. I, S. 174; II, S. 273, 283.

6) Reise nach Paraguay. 1835. S. 133. u. 329

tragen der Kinder frühzeitig zu altern und weil ihnen bei ihren Strapazen das Aufziehen der Kinder zu beschwerlich ist. Einen anderen Grund führen die Abiponerinnen in Paraguay an; da sie nämlich, wie die meisten Indianerinnen, so lange, als sie ein Kind säugen, mit ihrem Ehemanne keinen geschlechtlichen Umgang haben dürfen, und da sich dieser namentlich während des drei Jahre lang dauernden Säugens nach einem anderen Weibe umsieht, so tödten sie, um nicht die Männer zu verlieren, entweder die Kinder sogleich nach der Geburt, oder sie treiben die Frucht durch gewaltsame Mittel ab (Dobrizhoffer).

Die Indianer-Weiber am Orinoko sind über die Wirkung des Kindergebärens zweierlei Meinung, wie der Abt Gili[1]) berichtet; einige sind der Ansicht, es gehe durch frühe und öftere Entbindungen die Schönheit bald verloren, wogegen andere glauben, dass gerade durch Entbindungen in sehr jugendlichem Alter die weibliche Schönheit am besten erhalten werde. Jene entledigen sich der Schwangerschaft durch Gebrauch fruchtabtreibender Mittel; diese suchen möglichst bald Kinder zur Welt zu bringen.

So ungern zwar Sir Robert Schomburgk annehmen möchte, dass bei den Indianern in British-Guyana die Schwangerschaft künstlich verhindert werde, so scheint ihm doch in der der Frau aufgebürdeten Last der Arbeit, wie auch in der dem weiblichen Geschlechte eigenthümlichen Eitelkeit ein denkbarer Grund dieser abscheulichen Sitte zu liegen.[2])

Während einige nordamerikanische Indianerstämme den künstlichen Abortus verabscheuen, z. B. die Chippeways, sind viele andere Stämme wegen der bei ihnen heimischen Sitte, die Kinder abzutreiben, dem Aussterben nahe. Bei den Winibegs z. B. hatte im Jahre 1842 eine Frau durchschnittlich ein Kind; im Oregon-Gebiete fanden sich deren meist nur zwei.[3]) Es ist nicht unwahrscheinlich, dass an dieser scheinbaren Unfruchtbarkeit der natürliche und künstliche Abortus ihre Schuld tragen. In einigen nordamerikanischen Volksstämmen pflegen nach Hunter die Familien nur 3 bis 4 Kinder aufzuziehen, die übrigen werden abgetrieben. Häufig ist das Abtreiben bei den Knistenaux nach Mackenzie und bei den Indianern von Astoria im Oregon-Gebiete nach Moses.[4])

---

1) Nachrichten vom Lande Guiana. A. d. Ital. Hamburg 1785.
2) Reisen in Brasilien. II, S. 312.
3) Schoolkraft, Hist. of the Ind. tribes, III, S. 211, 281.
4) Americ. Journ. of med. Sc. 1855, Jan.

Die Weiber der Cadawba-Indianer exercirten nach J. F. Smith[1]) die Abtreibung der Frucht sehr, besonders, wenn sie ausserehelich geschwängert wurden. Begreiflich, dass solches widernatürliche Treiben ihre Gesundheit zerstört, ihr Geschlecht entnervt und viel Veranlassung zu Fehlgeburten gegeben hat. Dass Smith selten Mütter fand, die mehr als 2 Kinder hatten, lässt sich hieraus mit Leichtigkeit erklären. Von den Dacota-Indianern sagt Schoolkraft[2]): They are acquainted with some plants, which, taken by pregnant women, in many cases cause abortion, and sometimes prove fatal to the mother, as well as the child. It is commonly taken by those, who have become pregnant without a husband, and not unfrequently by those who have husbands, but do not wish to be encumbered with another child, mostly because they have already as many as they can carry, unable to follow them in moving.

Der künstliche Abortus, den Sioux-Indianern sehr geläufig, wird von den Indianerstämmen am Missouri, Red-River und auf dem Colorado-Plateau nicht geübt.[3])

Ueber das Vorkommen künstlichen Abortus' bei nordamerikanischen Indianern sagt Dr. G. J. Engelmann (St. Louis): Among some of our Indians, especially those in closer contact with civilisation, laxer morals prevail, and we find abortion quite frequent; some tribes have a reason for it, on account of the difficult labor which endangers the life of the woman bearing a half-breed child, which is usually so large as to make its passage through the pelvis of the Indian mother almost an impossibility.[4])

Eine nicht geringe Anzahl der Völker Afrika's huldigt der Unsitte des Abtreibens. Wir werden bei Besprechung der gebräuchlichen Abortivmittel auf mehrere dieser Völker zurückkommen. Hier erwähnen wir nur einige derselben.

Dort, wo Kindersegen die höchste Freude gewährt, wie bei den Negern der Loango-Küste, ist Abtreibung der Frucht naturgemäss eine Seltenheit. Pechuel-Loesche, der in dieser Beziehung bei den Bafiote-Negern Erkundigungen einzog, konnte nicht hinlänglich erforschen, wie weit die Abtreibung als verbrecherisch aufgefasst und bestraft wird. „Es scheint," sagt er, „dass nur ledige

1) Voyages dans les États-unis de l'Amérique, fait en 1784. Trad. de l'Angl. par M. de B. Paris 1791. Bd. I, S. 94.

2) Histor. and statist. information. I.

3) W. J. Hoffmann, Philad. med. and surg. Report. 1879, Febr. 22.

4) The american Journ. of Obstetrics, Juli 1881. S. 602.

Frauenzimmer, namentlich solche, welche längere Zeit ein allzu freies Leben geführt haben und in reiferen Jahren sich vor der Entbindung fürchten, im Geheimen die Abortion zu bewirken suchen durch Kneten und Drücken des Leibes sowohl wie durch übermässigen Genuss von rothem Pfeffer.[1])

Der künstliche Abortus wird bei den Woloff-Negern sehr häufig durch die Marabuts ausgeführt; nach Annahme des Dr. de Rochebrune[2]) wird infolge dieser Häufigkeit wahrscheinlich die Erscheinung zu erklären sein, dass am Senegal unter den Negern die Zahl der Sterbefälle diejenigen der Geburten übersteigt.

Das Verbrechen des künstlichen Abortus kommt unter den Eingeborenen Algeriens nach Bertherand[3]) ebenso häufig vor, wie nach Texier[4]) in Constantinopel; man sieht in Butiken an öffentlichen Plätzen Jüdinnen diese Praxis betreiben.

Auf Massaua im arabischen Meerbusen ist das Abtreiben der Frucht sehr häufig, weil die Väter verpflichtet sind, ihre Töchter aufzuhängen, falls sie, ohne verheirathet zu sein, schwanger wurden. Solche eigenmächtige Handlung wird von Niemand gerügt (Brehm). — Die Szuaheli in Ost-Afrika, welche auch manchmal die Schwangerschaft durch Medicin zu verhüten suchen, halten bis zum 2.—4. Schwangerschaftsmonat das Abtreiben der Frucht für möglich (Dr. Kersten).

Die ägyptischen Frauenzimmer neigen ausserordentlich zur künstlichen Erzeugung des Abortus, indem sie sich dadurch allzu zahlreicher kostspieliger Nachkommenschaft zu entledigen trachten.[5])

Abtreibung der Leibesfrucht mag nach C. G. Büttner[6]) bei den Herero nicht selten vorkommen; dies geschieht vielleicht aus verschiedenen Ursachen. Büttner kannte einen Fall, wo eine Frau, die allerdings von ihrem Manne auf das schändlichste betrogen und verstossen war, aus Ingrimm das Kind, das sie unter ihrem Herzen trug, zu tödten versuchte. Das Abtreiben geschieht hier meist durch äusserliche Gewalt, durch Schlagen und Stossen des Unterleibes mit den Füssen oder mit Steinen.

---

1) Zeitschr. f. Ethnol. 1878, S. 28.

2) Rev. d'Anthropologie 1881, IV, 2, S. 284.

3) Med. et hyg. des Arabes, p. 543.

4) Voyages dans les états Musulmans, 1837.

5) Hartmann, Naturgeschichtl.-medic. Skizzen der Nilländer. Berlin 1866. S. 404.

6) Ausland 1882, Nr. 43, S. 852.

Auf den Canarischen Inseln ist die Fruchtbarkeit der Weiber sehr gross, und selbst Lustdirnen bringen oft Kinder zur Welt, wenn sie keine Mittel anwenden, einen Abortus zu bewirken. Man nimmt oft zu Abortivmitteln seine Zuflucht, und dies ist um so leichter, da auf dem Lande die Pflanzen und Kräuter nur zu gut bekannt sind, durch welche die Abtreibung bewirkt werden kann; in den Städten ist kein Mangel an alten Weibern, die neben der Kuppelei dieses abscheuliche Gewerbe ungestraft betreiben. [1])

Wenden wir uns nach Asien, so finden wir, dass bei den Hindus sowohl die Hebammen, als auch die Barbierfrauen die Abtreibung der Frucht ausüben, die dort sehr im Gebrauch ist. [2])

In keinem Lande der Welt, sagt Prof. Allan Webb in Calcutta [3]), sind Kindesmord und künstlicher Abortus so häufig, als in Indien, und wenn es auch der englischen Regierung gelungen ist, die Tödtung der Neugeborenen zu verhindern, so kann sie doch nichts gegen den Missbrauch der Abortusbeförderung ausrichten, die schon so manche Mutter mit ihrem Leben bezahlt hat; überall giebt es dort Leute, die sich gewerbsmässig mit Abtreiben der Frucht beschäftigen.

Bei den Munda-Kohls in Chota Nagpore kommt es nach Missionär Jellinghaus [4]) vor, dass ärmere Ehefrauen, wenn ihnen die Schwangerschaften zu rasch aufeinander folgen, zu schlechten alten Weibern gehen und Abtreibungsmittel anwenden. Ja sie lassen sich auch oft ohne Wissen der Männer die Gebärmutter verdrücken und verschieben, um die Plage der Schwangerschaften los zu sein. Es scheint, dass sie diese scheussliche Unsitte von den niederen Kasten der Hindus gelernt haben. „Der Mutterleib,“ sagen sie, „ist Singbonga's Ackerfeld, das darf man nicht zerstören“ u. s. w. Doch ist die Entrüstung viel geringer, wenn kurz nach der Empfängniss die gewaltsame Abführung stattgefunden hat.

Ueber den enormen Umfang, welchen in Indien die Abtreibung genommen hat, berichtet J. Shortt. [5]) Sie wird in verbrecherischer Absicht, theils aus religiösem Vorurtheil, sowohl unter den Hindus, die in den englischen Präsidentschaften wohnen, als auch unter den wilden Stämmen getrieben.

---

1) Mac Gregor, die canarischen Inseln, S. 74.
2) G. Smith, Edinb. med. Journ. 1861, Sept., Nr. LXXV, S. 310.
3) Pathologia Indica, 2. Edit. London 1848.
4) Zeitschr. f. Ethnologie 1871, Hft. 6, S. 365.
5) On criminal Abortion in India. Transact. of the obstetrical Soc. IX, 6.

In Kutsch, einer Halbinsel nördlich von Bombay, fand Macmurdo[1]) die Weiber sehr ausschweifend und den Abortus allgemein. Eine Mutter rühmte sich der fünfmaligen Abtreibung ihrer Leibesfrucht.

Im Nilgiri-Gebirge dagegen ist unter den Volksstämmen das Abtreiben nicht bekannt, daher das Tödten neugeborener Mädchen bei den Todas und anderen Stämmen ziemlich verbreitet ist.[2])

Von den Eingeborenen Kamtschatkas sagte G. W. Steller[3]): Man kann von den Jtälmenen sagen, dass sie in der Ehe mehr Absicht auf die Wollust, als auf Erzeugung der Kinder haben, indem sie die Schwangerschaft mit allerlei Arzneimitteln hintertreiben, die Geburt sowohl mit Kräutern, als mit violenten äusserlichen Unternehmungen abzutreiben suchen.

Wenn bei den Kafirn in Mittelasien eine Frau den Abortus vornehmen will mit oder ohne Vorwissen des Mannes, so ist sie straflos, ebenso der Doctor, der den Abortus vollbringt. Das Tödten der Kinder nach der Geburt gilt als strafbar wie ein Mord.[4])

In Cochinchina ist die Abtreibung ein sehr gewöhnliches und dort zu Lande durchaus nicht verbrecherisches Mittel, der Unannehmlichkeit ausserehelicher Schwangerschaft rasch ein Ende zu machen (Crawfurd).

In der chinesischen Abhandlung über Geburtshülfe, welche v. Martius (Freib. 1820) übersetzte und von einem chinesischen Arzt zur Belehrung des Volkes geschrieben ist, werden wenigstens die Mittel genannt, welche dem Volke als Abtreibungsmittel zur möglichst schnellen und gefahrlosen Entfernung einer abgestorbenen Frucht angerathen werden. Auf S. 58 heisst es daselbst: „Im Falle man vergewissert ist, dass die Frucht bereits im Leibe der Mutter abgestorben, so muss man der Mutter die Arznei Fo-schusan eingeben. Nach dieser wird die Frucht sehr leicht und ohne Schmerzen abgehen. Sollte genanntes Mittel nicht die gewünschte Wirkung hervorbringen, dann mische man einen Theil von der Arznei Pin-wei-san mit drei Theilen von der Arznei Pu-si-uh-jem zusammen und lasse diese Mischung die Mutter einnehmen. Diese vortrefflichen Mittel haben uralte weise Männer zum Besten der

1) Ritter, Erdkunde VI, 1054.
2) Jagor im Bericht der anthrop. Gesellsch. zu Berlin 1878.
3) Beschreibung über Kamtschatka. Frankf. u. Leipzig 1774. S. 349.
4) Maclean, Compend. of Kafir Laws and Customs. 1858.

Nachkommenschaft zusammengesetzt. Das Mittel selbst zu bereiten ist eine sehr leichte Sache, es kann dies ein Jedes. Mache daher ja von keiner anderen unbekannten oder ungewöhnlichen Medicin Gebrauch." Der Arzt hält diese Abortivmittel demnach nur beim Tode der Frucht für indicirt. Das Volk in China wird sich wohl kaum auf diese Indication beschränken.

Abtreibungen der Frucht sind nach Sir Rutherford Alcock in Japan unter unverheiratheten Frauenspersonen sehr im Schwung. Wie wenig man dort sich vor der Abtreibung scheut, geht aus der Angabe des Dr. Wernich hervor, indem er sagt: „Der Fremde, wenn er eine Japanerin zur Concubine nimmt, erklärt in sehr vielen Fällen von vornherein, dass er nicht Kinder wünsche; wie die Betreffende diesen Wunsch erfüllt, bleibt ihr überlassen."

In Persien kommt, wie mir Dr. Polak mündlich mittheilte, bei Verheiratheten der künstliche Abortus nicht vor, während in der Türkei der Ehemann seine Frau, sobald sie ihm zwei Kinder geboren hat, bei der dritten Schwangerschaft zu einer Hebamme schickt, damit sie sich von dieser das Kind abtreiben lässt. Allein Chardin, der früher persische Sitten kennen lernte [1]), versicherte, dass Frauen dann den Abortus zu bewirken suchen, wenn sie bemerken, dass ihre Männer durch die Zurückhaltung, welche sie dem persischen Brauche gemäss während ihrer Schwangerschaft beobachten, bewogen werden, sich mit anderen Frauen einzulassen. Bei jeder unverheiratheten Schwangeren aber wird, nach Polak [2]), im 6. oder 7. Monat künstlicher Abortus ausgeführt, indem die Hebamme mittels eines Häkchens die Eihäute anbohrt.

Bei der Leichtigkeit und Straflosigkeit des künstlichen Abortus giebt es im Orient keine unehelichen Kinder. Der Gebrauch, dass, wenn eine Frau besserer Classe zwei lebende Kinder, darunter einen Knaben besitzt, bei jeder folgenden Schwangerschaft mit Wissen des Mannes künstlicher Abortus herbeigeführt wird, gilt speciell nur für höhere Classen Constantinopels, doch nicht für die Masse der Bevölkerung, auch nicht für Aegypten und andere muselmännische Länder. [3]) Der französische Arzt Dr. Eram, der ein Werk über die Geburtshülfe in der Türkei schrieb, bestätigt, dass im Orient die Hebammen sehr häufig den Schwan-

1) Chardin, V. Bd., S. 465.
2) Polak, Persien. I. Bd., S. 217.
3) Wiener Medicinalhalle 1864, Nr. 33, S. 347.

geren die Frucht abtreiben.[1]) Ein englischer Arzt[2]) sagt: Die Hülfe dieser Hebammen, dieser ungebildeten Frauen aus allen Nationen, welche die unvernünftigsten Manipulationen mit der Gebärenden vornehmen, erstreckt sich nicht blos auf das Geschäft der Entbindung, sie werden vielmehr auch bei Frauen- und Kinderkrankheiten zugezogen, verschreiben Mittel gegen Unfruchtbarkeit und erzeugen so manche Gebärmutterkrankheit. Aber ihr besonderer Beruf ist der künstliche Abortus. Die Türken halten die Abtreibung des Kindes für nichts Schlechtes. Wenn eine Türkin ihre Nachkommenschaft nicht mehr anwachsen lassen will, oder wenn sie fürchtet, dass durch eine erneute Schwangerschaft das Stillen, das gewöhnlich bis in das dritte Jahr fortgesetzt wird, unterbrochen werden könnte, so unterwirft sie sich mit der grössten Ruhe der Behandlung einer Hebamme zur Einleitung einer Frühgeburt, bisweilen mit, andere Male ohne Vorwissen des Ehemannes. Gefährliche Blutungen, Entzündungen und Verwundungen der Gebärmutter sind die häufigen Folgen solchen Verfahrens. Diese Sitten herrschen in den ärmsten, wie in den reichsten Häusern, und die Regierung schreitet nicht gegen sie ein. Im Jahre 1859 brachte die medicinische Gesellschaft zu Constantinopel das Treiben eines übelberüchtigten Gesellen, der sich selbst Doctor nannte und Handel mit Abortivmitteln trieb, zur Kenntniss des Grossveziers, doch ohne allen Erfolg. Dieser Gebrauch des Abtreibens ist nach der Meinung des Berichterstatters Ursache des schnellen Abnehmens der türkischen Bevölkerung. — Weiter äussert sich auch der deutsche Arzt Dr. Oppenheim[3]) über diese Verhältnisse: „In der Türkei wird der Abortus häufig versucht und ist bis zum 5. Monat erlaubt, weil nach der Meinung der Mohammedaner bis dahin noch kein Leben im Fötus ist. Es werden häufig von verheiratheten Leuten Abortivmittel öffentlich und ohne Scheu verlangt, vom Manne, um nicht zu viele Kinder zu ernähren, von der Frau mit Bewilligung ihres Gatten aus Furcht, ein Wochenbett möchte ihren Reizen Abbruch thun, oft aber auch vom Manne, der mit einer Sclavin Umgang hatte.“ Als häufige Folgen des künstlichen Abortus in der Türkei führt Oppenheim an: Fluor albus, Scirrhus uteri, Vorfall des Uterus und Rectum.

1) Dr. P. Eram, Quelques considérations pratiques sur les accouchements en Orient. Paris 1860.

2) Med. Times and Gaz. 1861, Nr. 564, S. 430.

3) Zustand der Heilkunde in der Türkei. Hamburg 1833. S. 64.

In Constantinopel wurde auf Veranlassung des Dr. Prado daselbst eine amtliche Untersuchung über die vorgekommenen criminellen Abtreibungen angestellt. Es ergab sich, dass in 10 Monaten des Jahres 1872 dieses Verbrechen in mehr als 3000 Fällen zu criminellen Untersuchungen Veranlassung gegeben hatte. Die unmittelbare Ursache dieser erschreckenden Erscheinung findet Dr. Prado in der Stellung des Weibes im Orient. In erster Reihe geschieht es bei den muselmännischen Frauen meist aus Gründen der Gefallsucht, dass das Weib die Frucht ihrer Empfängniss zerstört, und zwar lediglich zu dem Zwecke, um die Schönheit seiner Formen so lange als möglich zu erhalten und dadurch der Gefahr einer Ehescheidung zu entgehen, welche die religiöse Gesetzgebung bei den Muselmännern sehr erleichtert. Ein anderer Grund bestimmt dagegen die christliche oder jüdische Frau zu diesem Verbrechen. Um die Spur eines begangenen Vergehens zu verwischen, scheut sie nämlich vor keinem Verbrechen zurück, und sei es selbst um den Preis ihres Lebens, wie solches gewöhnlich der Fall ist. Ein anderer Beweggrund scheint die Schwierigkeit zu sein, mit der die mittleren Classen für eine zahlreiche Familie den Lebensunterhalt zu beschaffen im Stande sind. Ausserdem spielen Rachsucht, Eifersucht, Nebenbuhlereien und Aussichten auf Erbschaften eine erhebliche Rolle.

„Zur Schande unseres Berufs,“ sagt Dr. Prado, „müssen wir gestehen, dass es heute selbst noch unter unseren Collegen solche Elende giebt, welche trotz eines Diploms dieses strafbare Handwerk ausüben, allein ihre Zahl ist glücklicher Weise in unseren Tagen eine sehr beschränkte geworden. Dieses ehrlose Gewerbe wird heute beinahe ganz ausschliesslich von gefährlichen Hebammen betrieben, von unwürdigen Lucinen, welche uns an die Abtreibungen alter Zeiten erinnern, deren Thaten Plinius beschrieben hat, wie Olympias, die Thebanerin, Salpe und Sotira, und wenn wir Beispiele aus der Gegenwart anführen wollen, finden wir sie in den gefährlichen Giftmischerinnen von Marseille u. s. w. Die Zunft der Hebammen besteht mit Ausnahme einzelner Persönlichkeiten, welche ihre Kunst rechtschaffen ausüben, im Allgemeinen aus verrufenen und unwissenden Frauenzimmern, welche vorher die schamlosesten Handwerke ausgeübt haben. Diese unheilvollen und schamlosen Frauenzimmer beflecken täglich die Schwellen angesehener Häuser und entehren durch ihre Gegenwart die achtbarsten Familien, indem sie diejenigen zum Verbrechen auffordern, welche sie vorher zu Fehltritten verleitet haben, und die dann in der Regel damit enden, gänzlich ihr Opfer zu werden." Dr. Prado weist darauf hin, dass dieses niederträchtige Gewerbe der Abtreiberinnen eine der Hauptursachen der Abnahme der Bevölkerung des türkischen Reiches ist. Er fordert die Behörden Constantinopels auf, das Verbrechen mit der äussersten Strenge zu verfolgen, die Hebammen sollen geprüft und überwacht werden.[1])

Wie konnte nun aber Dr. Prado hoffen, dass eine Aufforderung in dieser Sache bei einer Regierung Erfolg haben würde, die den künstlichen Abortus nicht blos duldet, sondern sogar legalisirt? Nur zwei Jahre, nachdem Prado dies (im Jahre 1873) schrieb, ereignete sich Folgendes:

Noch im December des Jahres 1875 erliess die Mutter des Sultans Abdul Asis eine Verordnung, in welcher sie allen Insassen des grossfürstlichen Palastes ein Gesetz einschärfte, das in letzter Zeit ausser Gebrauch gekommen zu sein schien, nämlich, dass, so oft eine Bewohnerin des Palastes schwanger sei, dafür gesorgt werden müsse, dass sie abortire; gelinge die Operation nicht, so dürfe bei der Geburt des Kindes die Nabelschnur nicht unterbunden werden; diejenigen Kinder aber, die jetzt im Palaste wären, dürften niemals zum Vorschein kommen. — Zur Ausführung dieser Barbarei existirt eine eigene Classe von Megären, welche unter dem Namen Kanlü ebe, „die blutige Hebamme", bekannt sind, und welche ihr schauerliches Gewerbe in den Palästen der Grossen ungescheut treiben.

Es ist in der weiblichen Natur begründet, so heisst es in einem Aufsatze über die Polygamie und ihre Wirkungen im „Ausland" (1877, S. 791), dass ein Frauenzimmer Alles aufbietet, um sich die Gunst des Hausherrn auf die Dauer zu sichern und ihre Nebenbuhlerinnen zu verdrängen, und so entsteht unglücklicherweise in den türkischen Harems die traurige Sitte des Abortirens. Der türkische Strafcodex enthält zwar Strafbestimmungen, doch in einer so undeutlichen Fassung, dass die Richter nie genau ermitteln können, wer eigentlich zu bestrafen ist. Das Abortiren hat unter der türkischen Bevölkerung so colossale Ausdehnung gewonnen, dass die Regierung sich seit Jahren vergebens bemüht, eine wirksame Abhülfe zu schaffen. In der Hauptstadt kommen jährlich 4000 Fälle vor, und zwar ausschliesslich unter der türkischen Bevölkerung allein. Die türkische Zeitung „Dsche-

1) Berliner klinische Wochenschr. 1873, Nr. 10 u. 11.

ridé i-Havadis“ vom Februar 1877 berichtet: 95 Procent der Kinder und mehr als $^2/_3$ der Mütter sollen der Barbarei zum Opfer fallen.

In Serbien forscht die Städterin, welche meist sehr verwöhnt und verhätschelt ist, nach Mitteln, um nicht zu gebären; Abortiva werden gesucht und theuer bezahlt; jedes Jahr kommen entschiedene Fälle vor, wo junge Frauen ihren sträflichen Vorsatz mit dem frühen Tode bezahlen (Dr. Valenta, Professor zu Laibach).

Es ist bekannt, dass unter den Weissen Nordamerikas die Abtreibung sehr üblich ist, und dass insbesondere in allen grossen Städten der Vereinigten Staaten eigene Anstalten existiren, in denen Mädchen und Frauen eine frühzeitige Entbindung bewerkstelligen, denn alle amerikanischen Zeitungen der Union enthalten öffentliche Anzeigen solcher höllischen Etablissements. Nicht selten sollen Weiber mit Wissen ihrer Ehegatten diese Institute aufsuchen. Man findet darin so wenig etwas Schlechtes, dass, wie erzählt wird, Frauen ganz flüchtigen Bekannten erzählen, dass sie keine Kinder zu haben wünschten und daher nach St. Louis oder New-Orleans gehen, um ihre Leibesfrucht abzutreiben.[1]) Diese Sitte hat sich auch schnell in den Städten Californiens heimisch gemacht. Im Jahre 1861 wurde deshalb von der Regierung Californiens ein Gesetz gegeben, dass die Frau, an der der künstliche Abortus ausgeführt worden, ebenso mit Gefängniss bestraft werden soll, wie der Arzt, welcher den Abortus bewirkt hat.[2])

In New-York schickt ein Quacksalber ein Circular umher, welches an „To Ladies enceinte“ adressirt ist, und in welchem er den Ladies empfiehlt: „whose health will not warrant their incurring risks incident to maternity, or the culmination of which threatens an impleasent denouement, ... a new and highly important scientific discovery, recently made by a regularly educated physician and surgeon of extensive experience.“

Auch in Europas grossen Städten scheint die Fruchtabtreibung überhand zu nehmen. Dies wird dadurch wahrscheinlich, dass, wie Tardieu in Paris statistisch nachwies, sich die Untersuchungen gegen gewerbsmässige „Fruchtabtreiber“ mehren. In Paris wurden 1826—1830 nur 12 Personen wegen Abtreibung angeklagt, 1846—1850 aber 48 und im Jahre 1853 sogar 111 Personen, von denen 58 verurtheilt wurden. Aber der Verdacht der

---

1) Ausland 1858, Nr. 9, Nr. 201.

2) Zahlreiche Angaben über Abtreibung in Nordamerika siehe in W. Stricker's Aufsatz: Archiv f. Anthropologie, Bd. V, S. 453.

Vermehrung der Fruchtabtreibung trifft nicht blos Paris, sondern auch andere Städte, z. B. Prag.[1])

Ueber die Fruchtabtreibung in Frankreich erhielten wir sehr ausführliche Angaben durch jene interessante Arbeit Tardieu's[2]); wir erfahren durch dieselbe, dass in Frankreich in dieser Beziehung Zustände herrschen, wie sie bei uns heute doch nicht vorkommen und hoffentlich wohl nie vorkommen werden, obgleich in Deutschland die Häufigkeit des Fruchtabtreibens, dieses verabscheuungswürdigen Verbrechens, nicht gering ist. In Frankreich hingegen ist man in dieser Beziehung noch viel weniger ernst und bedenklich. Nach Tardieu waren unter 100 wegen dieses Verbrechens von 1854—1861 Abgeurtheilten 37 Hebammen, 9 Aerzte, 1 Droguist, 2 Charlatane u. s. w.

In Frankreich wird das Verbrechen des künstlichen Abortus nach den Bestimmungen des Artikels 317 des Code pénal beurtheilt.[3]) Es wird auch jeder Versuch, wenn er nicht freiwillig aufgegeben wurde, oder wenn er aus von dem Willen des Betreffenden unabhängigen Gründen seinen Zweck verfehlt hat, wie das Verbrechen selbst bestraft. Dagegen kommen die Fälle, in denen bei vermeintlicher Schwangerschaft gesundheitschädigende Abtreibungsversuche von dritten Personen gemacht wurden, unter den Artikel 309, d. h. unter die Bestimmungen über allgemeine Körperverletzungen.

Nach der Ansicht aller Sachverständigen wird die Fruchtabtreibung in Paris vollkommen handwerksmässig namentlich durch die einzelnen Hebammen und in „Privatentbindungsanstalten" betrieben, deren wahrer Zweck allgemein bekannt ist. Manche führen darüber in fast unumwundenen Ausdrücken Buch, wie über andere geburtshülfliche Verrichtungen, und machen ihre Operationen um eine geringe Belohnung. Ausser den Hebammen sind es nur Aerzte, welche sich mechanischer Mittel bedienen; die alten Weiber, die Pfuscher und die Schwangeren selbst beschränken sich gewöhnlich auf treibende Tränkchen. Wir verdanken Tardieu eine Zusammenstellung dieser in Frankreich von 1826—1850 vorgekommenen Fälle in 5jährigen Perioden:

---

1) Maschka, Neue Sammlung gerichtsärztl. Gutachten. Prag 1857. S. 324.

2) Tardieu, Annal. d'hygiène publ. 1864, 1. Hft. Vgl. Schmidt's Jahrb. Bd. 93, S. 95.

3) Schmidt's Jahrb. CLXI, S. 318.

	Anklagen	Angeklagte	Verurtheilte
von 1826—30	8	12	$^{495}/_{1000}$
1831—35	8	14	
1836—40	13	22	
1841—45	18	40	
1846—50	22	48	
1851	33	88	42
1852	28	58	33
1853	42	111	58

In den Jahren 1846—1850 konnten von 188 Fällen von Abtreibung nur bei 22 die Urheber des Verbrechens angeschuldigt werden. Unter 683 unreifen, in der Morgue zu Paris ausgestellten Früchten stammen $^5/_6$, nämlich 519, aus den .ersten 6 Monaten der Schwangerschaft, und mit Wahrscheinlichkeit lassen sich unter denselben die Mehrzahl der abgetriebenen Früchte vermuthen. Die Zahl der Todt- und Unreifgeborenen ist in Paris in starkem Zunehmen. 1805 kam 1 Todtgeburt auf 1612,12 Einwohner, 1849 dagegen 1 auf 340,90, was gewiss auch durch die steigende Häufigkeit der Abtreibung bedingt ist.

Eine Statistik der Fruchtabtreibungen in den Culturländern kann sich überhaupt nur auf die vorgekommenen Gerichtsfälle beschränken. Eine solche hat Hausner[1]) geliefert, indem er angiebt: Das Verbrechen der Abtreibung der Leibesfrucht wurde entdeckt:

in Oesterreich	in	7	Fällen	jährlich,
„ Grossbritannien	„	35	„	„
„ Preussen	„	21	„	„
„ Frankreich	„	20	„	„
„ Baiern	„	20	„	„
„ Hannover	„	12	„	„
„ Spanien	„	11	„	„
„ Sachsen	„	8	„	„
„ Württemberg	„	5	„	„

Demnach kamen solche Fälle relativ am häufigsten zur Bevölkerungszahl in Hannover, am seltensten in Frankreich vor.

Allein aus solchen Zahlen kann man über die relative Verbreitung des Uebels durchaus nichts schliessen; denn wir wissen nicht, wie viele Fälle den Gerichten entgingen. Auch kennen wir die Zuverlässigkeit der absoluten Zahlen nicht, die Hausner benutzte, dessen Feindseligkeit gegen die Deutschen (im österreichischen Reichstage) seine Statistik hoffentlich nicht beherrscht. Auf-

1) Vergleichende Statistik, I, S. 153.

fallend kann es auch nicht sein, wenn ein Franzose, der Marinearzt Dr. A. Corre, den Deutschen einen vielleicht allzu hohen Grad in der Staffel der Abortus-Vertreibung anzuweisen scheint[1]), wenn er ausruft: „Effrayante est la fréquence de ce crime chez les nations les plus civilisées; dans la vertueuse Allemagne ellemême l'avortement est pratiqué sur la plus large échelle, et les coupables échappent d'autant plus aisément aux rigueurs de la loi qu'une condamnation ne peut avoir lieu sans la production d'un corps de délit, toujours facile à détruire ou à cacher." Wir können für das „tugendhafte" Deutschland nicht eintreten, da uns keine vergleichende Statistik auf diesem Gebiete zu Gebote steht.

Werfen wir unsere Blicke zurück auf die dargelegten Thatsachen, so gelangen wir zu der Ueberzeugung, dass die grosse Verbreitung des künstlichen Abortus zumeist durch die das gesellschaftliche Leben der Völker beherrschenden Einflüsse bedingt ist. Wenn die auf niedriger Culturstufe stehenden Völkerschaften mit der grössten Unbefangenheit ganz gewohnheitsgemäss von jeher und noch heute den Abortus ausüben, so findet dieses Gebahren vom ethischen Standpunkte aus gleichsam die Entschuldigung in dem leidigen Kampfe der Familie ums Dasein, doch trägt gerade dieses Gebahren nicht wenig zum Erliegen des Volkes in dem hoffnungslosen Kampfe bei. Von einem ganz anderen Standpunkte müssen die Völker beurtheilt werden, bei denen die schon geläuterten Sitten und die mehr und mehr zum Durchbruch gelangten religiösen und staatlichen Rechtsgrundsätze dem häufigen Vorkommen der künstlichen Abtreibung nur wenig Schranken zu setzen vermochten. Hier sind zumeist gewisse sociale Verhältnisse zu beschuldigen; auch mögen wohl die Gesetze und ihre Handhabung in mancher Hinsicht noch nicht das Rechte treffen.

Dagegen sind die seit mehreren Jahrzehnten geltenden ärztlichen Gesichtspunkte, die nichts mit der landläufigen Moral und mit den althergebrachten Rechtsgrundsätzen zu thun haben, lediglich eine Forderung der Ethik, welche gebietet, dort helfend einzugreifen und selbst ein schlummerndes Leben nicht zu schonen, wo es gilt, das äusserst bedrohte Leben und die Gesundheit eines Mitmenschen zu retten. Dagegen gebietet das ärztliche Gewissen immerhin, auch dem § 220 des deutschen Strafgesetzbuches Rechnung zu tragen und nicht ohne Wissen und Willen der Schwangeren einzugreifen.

---

1) Corre, La mère et l'enfant dans les races humaines. Paris 1882. S. 262.

II.

Die Abortivmittel.

Eine grosse Reihe theils arzneilicher, theils mechanisch wirkender Mittel kommt bei den Völkern zur Abtreibung der Frucht in Anwendung. Je roher ein Volk ist, mit um so rücksichtsloseren Mitteln geht es zu Werke. Viele der jetzt auch noch bei uns als Volksmittel benutzten Arzneien wurden schon von den Aerzten der früheren Epochen als Abortivmittel benutzt. Allein auch gewisse operative Eingriffe, deren sich die Aerzte bei uns erst in der Neuzeit bedienen, kommen schon seit alter Zeit bei einzelnen Völkerschaften vor.

Schon die altindischen Aerzte, deren Materia medica vorzugsweise eine vegetabilische war, übten den künstlichen Abortus aus. Sie besassen eine Liste von zusammengesetzten Abtreibungspräparaten, und zwar für jeden Schwangerschaftsmonat ein anderes Präparat. So für den ersten Monat: Glycyrrhiza glabra, Tectonae grandis semen, Asclepias rosea und Pinus Dévandáru; für den zweiten Monat: Oxalis (asmantasa), Sesamum orientale, Piper longum, Rubia manjusta und Asparagus racemosus — und so fort bis zum 9. Monat: Glycyrrhiza glabra, Panicum dactylum, Asclepias rosea und Echites frutescens. Diese Mittel gaben die alten Brahmanen-Aerzte, um Abortus zu bewirken, wenn der Leib der Schwangeren sich krankhaft auftrieb; doch behaupteten schon damals einige Aerzte, dass dieses Leiden bisweilen von selbst verschwindet. Auch Brechmittel gaben die Aerzte zur Abtreibung der Frucht; ich finde aber nicht, dass sie weitere mechanische Mittel in Anwendung brachten, um Abortus herbeizuführen.[1])

Die altjüdischen Aerzte hatten Abortivmittel, wenigstens erwähnt der Talmud ein solches Mittel unter einem besonderen Namen.[2]) Allein die Abtreibungsmittel waren und sind bei den Juden streng verboten; eine Anwendung derselben wird als eine Abart des Kindesmordes betrachtet.

Bei den alten Griechen war es zu Plato's Zeit den Heb-

1) Susrutas Ayurvedas; Edit. Hessler, II, S. 47.

2) Bibl. Talm. Med. von R. J. Wunderbar. Riga und Leipzig 1853. IV. Abth., S. 24.

ammen erlaubt, Abortus hervorzubringen, wo es ihnen nützlich schien.[1]) Die Alten schieden die Abortiva in φθόρια und ἀτόκια; letztere verhindern die Conception, das φθόριον zerstört die geschehene Conception.[2]) Atokia benutzt die Frau, um zu verhindern, dass der männliche Same sofort nach dem Coitus die Befruchtung des Eies vollbringen kann, sei es, indem sie sich bückt und kauert, damit der Same nicht in den Grund des Uterus gelange, sei es, dass sie niest, sei es, dass sie kaltes Wasser trinkt, dass sie den Muttermund mit altem Oel, Honig, Opobalsam, Wachs u. s. w. bestreicht, mit einem Wattebausch verstopft. Ein Abortivmittel rieth auch Hippokrates in dem (ihm vielleicht untergeschobenen) Buche: „De natura pueri" einer Harfenspielerin, und obgleich er ausspricht, dass keiner Frau ein φθόριον gereicht werden dürfe, weil es Sache der Heilkunst sei, das von der Natur Erzeugte zu schützen und zu erhalten, so hat er in diesem Falle doch bewirkt, dass nach 7maligem Springen eine 6 Tage alte Frucht abging, die er möglichst genau beschreibt.[3])

Als Abortiva sollen bei den alten Griechen und Römern Mentha pelugium und Safran (Crocus sativus) gebräuchlich gewesen sein.

Bei den Baktrern, Medern und Persern gab es alte Weiber, welche den geschwängerten Mädchen die Frucht mittelst „Baga" oder „Fraçpata" oder anderer „auflösender" Baumarten abtrieben[4]), doch ist mir nicht bekannt, welche Baumarten hiermit bezeichnet waren.

In der Regel mochten es wohl Hebammen sein, die von den Römerinnen in solchen Fällen, wo sie sich die Frucht abtreiben lassen wollten, wie zumeist in Angelegenheiten der Frauenkrankheiten zu Rathe gezogen wurden. Zwar findet Pinoff[5]) darin,

---

1) v. Siebold, Gesch. d. Geburtsh. I, S. 108. — Thierfelder in Küchenmeister's Zeitschr. 1862, S. 400.

2) Soranus edit. Ermerins, pag. 81 ff. Pinoff in Henschel's „Janus" 1847, II, 16.

3) Manche, z. B. J. F. C. Grimm (Hippokr. Werke. Aus d. Griech. Glogau 1838. S. 271) wollen wegen dieser Geschichte das Buch „De natura pueri" für ein pseudohippokratisches erklären, doch giebt Pinoff Auflösung des Widerspruches.

4) Duncker, Gesch. des Alterthums II, S. 354.

5) Als Indication zur Ausführung des künstlichen Abortus giebt Soranus (περὶ γυναικείων παθῶν, ed. Dietz, pag. 58 ff.) an: Kleinheit der Gebärmutter, Enge des Muttermundes und Geschwülste in demselben, sowie andere mechanische Hindernisse; und Moschion sagt: „Wenn die Schwangere einen

dass Moschion, welcher, wie er fälschlich annahm, das erste Unterrichtsbuch für Hebammen schrieb, in diesem Lehrbuche kein einziges Abortivmittel namentlich aufführt und blos bei mechanischen Hindernissen am Orificium uteri die Frucht durch ein Abortivum zu entfernen räth, einen Beweis dafür, dass in schwierigen Geburtsfällen den Hebammen ein ernstes therapeutisches Eingehen nicht gestattet wurde. Jedoch ist jetzt sicher, dass Mustio oder Muscio (gräcisirt *Μοσχίων*) lediglich aus Soranus' und anderen medicinischen Schriften ein lateinisches, im 15. Jahrhundert ins Griechische übersetztes Werk compilirte, dass also seine Autorität Pinoff weit überschätzte[1]), insbesondere in der hier angeführten Beziehung.

Vielmehr wurden im alten Rom die Hebammen keineswegs in ihrem Thun so beschränkt, wie Pinoff meint, denn sowohl Hebammen, als auch Aerzte vollzogen ohne allen Zweifel in Rom wenigstens dann den künstlichen Abortus, wenn die Geburt eine gefährliche zu werden drohte, d. h. bei zu engem Muttermunde, Kleinheit des Uterus, Geschwülsten am Muttermunde u. s. w. Soranus zieht im Gegensatze zu seinen Vorgängern den Abortus nur nach bestimmten Indicationen in Anwendung[2]); er erklärte jedes Abortivum für gefährlich und meinte, dass man lieber die Conception verhindern solle, als dass man genöthigt werde, den Embryo zu zerstören.[3]) War der Fötus in der Schwangerschaft abgestorben, so musste er nach Soranus durch Abortiva abgetrieben werden.

Den Abortus bewirkte man in solchen Fällen nach Soranus, Aëtius u. s. w. durch Compression des Unterleibes mit Binden, Conquassationen, Klystiere von Adstringentien, Fel tauri und Absynthium; Frictionen der Schamtheile, Bäder, Adstringentien zum inneren Gebrauch, Pflaster aus Cyclamen, Elaterium, Artemisia, Absynthium, Coloquinthen, Coccus cnidius, Nitrum, Opoponax u. s. w.; Brechmittel, Niesemittel; endlich legte man auch einen Pessus aus Iris, Galbanum, Coccus cnidius, Terpenthin mit Rosen- und Cypernöl

---

festen Auswuchs oder sonst ein Hinderniss am Muttermunde hat, so soll die Fehlgeburt erregt werden; denn die reife Frucht, die sie nicht gebären könnte, müsste absterben, und sie selbst würde in die grösste Lebensgefahr versetzt werden" (Moschion, *περὶ τῶν γυναικείων παθῶν*, ed. Dewez, p. 18).

1) Val. Rose, Sorani gynaeciorum vetus translatio latina. Leipzig 1882. Teubner.

2) Henschel's „Janus", II, 17.

3) Soranus, Edit. Pinoff, p. 59.

gemischt, ein und machte am anderen Morgen an die Genitalien Dämpfe mit einer Abkochung von Foenu graecum und Artemisia.

Die Entfernung eines todten Kindes aus dem Uterus sollte nach Soranus durch Einlegen trockener Schwämme, zuerst dünner, später dicker, oder durch Einlegen von Papyrus in das Orificium bewirkt werden.

Jene von Soranus, Aëtius und Anderen genannten Abtreibemittel mochte man nun in Rom wohl auch in solchen Fällen benutzen, wo die angegebenen geburtshülflichen Indicationen für Erregung des Abortus nicht vorlagen. Allein die Mittel, welche als Abortiva im Volke bei den alten Römern gebräuchlich waren, bestanden nicht blos aus innerlichen Medicamenten, sondern es wurde hierbei auch ein eigenes Instrument benutzt (Ovid): „Embryosphactes". Vielleicht ist dies ein Pessarium, dessen sich auch die Aerzte zur Erregung des Abortus bedienten.

Die alten Araber benutzten, wenn die Geburt wegen Kleinheit der Gebärenden derselben gefährlich zu werden drohte, als Abtreibungsmittel Aderlass, Heben von schweren Lasten, Tragen, Hungern; Reiz des Muttermundes durch Einbringen von zusammengerolltem Papier, einer Federspule, eines Stückchen Holzes u. s. w. Dabei war eine grosse Menge innerer Arzneimittel gebräuchlich. Namentlich bei Avicenna (Liber canonis, cap. 12, 13) findet man diese Dinge aufgezählt; aber auch ein eigenthümliches langhalsiges „Instrumentum triangulatae extremitatis" benutzte er, um den Muttermund damit zu eröffnen und hierauf Stoffe zur Erregung des Abortus zu injiciren. Die arabischen Frauen jener Zeit verfuhren ausserordentlich leichtsinnig hinsichtlich der Abtreibung und entledigten sich mit derselben Gewissenlosigkeit ihrer Frucht, wie noch jetzt die Frauen im Morgenlande. Abulkasem, der im Anfange des 12. Jahrhunderts in Spanien lebte, tritt in einem Capitel: „De Cautela medici, quod non decipiatur a mulieribus in provocatione menstrui ne destruatur conceptus" kräftig gegen den überall verbreiteten Gebrauch, sich das Kind abtreiben zu lassen, auf und warnt die Aerzte, Folge zu leisten, wenn sie von den Weibern veranlasst werden, die Frucht abzutreiben. Sollte der künstliche Abortus nöthig erscheinen, so solle man eine geschickte Hebamme zu Rathe ziehen.

Die Abortivmittel der altarabischen Aerzte hat Dr. C. R. Pfaff (in Dresden) aus deren Schriften zusammengestellt. Das Material ist sehr interessant, doch verweisen wir auf die ausführliche Originalarbeit Pfaff's (Zeitschrift für Staatsarzneikde. 1868, Hft. 2,

S. 125), in welcher insbesondere von der Anwendung der Mittel manches Wichtige enthalten ist. Die dort besprochenen Mittel sind folgende:

Calendula offic. — Gummi ammoniac. — Herb. Alcali. — Epidemium alpin. — Anagyris foetida. — Junip. Sabin. (tödtet den Fötus und treibt den Todten ab). — Iris florent. — Cyclamen europaeum. — Artemisia arborescens. — Adianthum Capillus Veneris. — Amyris Gileadensis. — Lumbricus terrestris. — Supinus Termes. — Punaces Heraclion. — Daucus Carota. — Gentiana lutea. — Nux Abyssinica. — Lepidium sativum. — Cucumis Colocynthidis (in der Scheide getragen, tödtet die Frucht). — Cheiranthus Cheiri. — Arpaslathus. — Oleum Abrotani. — Oleum irinum. — Meloë vesicator. — Aristolochia rotunda. — Crocus sativus. — Gnaphalium sanguineum. — Aspidium filix mas. — Seseli tortuosum. — Saponaria offic. — Stachys germanica. — Ferula persica. — Laurus cassica. — Angujum senecta. — Sesamum orientale. — Alumen. — Pinus Cedrus. — Anchusa Tinctor. — Nigella sativa. Strobili Pini. — Inula. — Laurus nobilis. — Bryonia dioica. — Marrubium plicatum. — Rubia Tinctor. — Mentha. — Momordica elaterium. — Cardamomum. — Veronica anagallis. — Costus arabicus. — Hedera helix. — Clinopodium vulgare. — Centaureum majus. — Galbanum. — Apium petroselinum. — Bubon macedonicum. — Daphne gnidium. — Myrrha. — Thymus Serpilli.

Diese Mittel wurden theils innerlich angewendet, theils als reizende Pessarien in die Scheide eingeführt, theils wurde Abortus erzeugt durch Einführung kleiner, mit styptischen Pulvern bestreuter Wollbäusche in die Gebärmutter, nachdem vorher durch erweichende Pessarien eine Oeffnung des Muttermundes bewerkstelligt worden war. Wir können uns wohl vorstellen, dass die örtlich wirkenden Mittel, in deren Application die altarabischen Aerzte vielleicht grosse Virtuosen waren, den beabsichtigten Erfolg hatten, keineswegs können wir jedoch annehmen, dass viele der innerlich gereichten Mittel die beabsichtigte Wirkung äusserten. Der Glaube an ihre Wirkung beruhte gewiss nicht auf den Ergebnissen guter Beobachtung.

Die deutschen Aerzte des 16. Jahrhunderts nennen unter den arzneilichen Mitteln zur Abtreibung des abgestorbenen Kindes: Rauch von Hufen und Eselsmist, von einem Natternbalg, von Myrrhe, Bibergeil, Schwefel, Galbanum, Opoponax, Färberröthe, Habicht- und Taubenmist. Man gab der Frau Wein mit Asa foetida, Raute, Myrrhe oder mit Sevenbaum, auch Abkochung von Feigen, Foenu graecum, Raute, Doste, legte ihr einen Zapfen von Baumwolle in die Scheide, mit Gummi ammoniacum, Opoponax, Christwurz (Helleborus), Läusesamen (Staphysagria), Osterlucey (Aristolochia), Coloquinthen, Kuhgalle und Rautensaft; auch bestrich man dieses Zäpfchen mit Rautensaft und Scammonium, mit Hohlwurz, Sevenbaum, Gartenkresse u. s. w. Die Frau musste die Milch einer anderen Frau trinken; ferner Diptamsaft mit Wein; dann folgten Bäder mit Wassermünze, Gertwurz, Beifuss, Judenpech u. s. w., schliesslich Pflaster von Galbanum, Beifuss u. s. w. — Erst ziemlich spät kamen wirksamere Arzneien zur Kenntniss der Aerzte. In Richard's Botanik, herausgegeben von Kunze, I. Bd., heisst es: Früher war Secale in Deutschland Geheimmittel, aber schon 1747 wurde es von einem Geburtshelfer angewendet; später untersuchte es Jenner in England genauer.

Wir gelangen nunmehr zu einer Uebersicht des Verfahrens bei den jetzigen Völkerschaften, indem wir mit den uncultivirten beginnen.

Azara fragte einst die Mbaya-Frauen in Paraguay in Südamerika, durch welche Mittel sie die Abtreibung bewerkstelligen? „Du sollst es gleich sehen," gaben sie ihm zur Antwort. Darauf legte sich eine der Frauen vollkommen nackt auf die Erde nieder, und zwei alte Weiber fingen an, ihr mit den Fäusten die heftigsten Schläge auf den Unterleib zu versetzen, bis das Blut aus den Geschlechtstheilen herauslief. Dies war für sie ein Zeichen, dass die Frucht im Abgehen begriffen sei, und Azara erfuhr auch nach wenig Stunden, dass sie wirklich abgegangen war. Zugleich sagte man ihm aber auch, dass manche von diesen Weibern für ihr ganzes Leben die nachtheiligsten Folgen davon empfinden, und dass viele sogar theils während der Operation selbst, theils an den Folgen derselben sterben. Auch Rengger sagt von den Payaguas in Paraguay: Hat eine Frau schon mehrere Kinder, so lässt sie sich bei der nächsten Schwangerschaft den Leib mit Fäusten kneten, um eine frühzeitige Niederkunft herbeizuführen, ein Verfahren, welches sogar von weissen Mädchen in Paraguay nachgeahmt wurde. Nach Mantegazza[1]) erregen die Payaguas bei der zweiten oder dritten Schwangerschaft den Abortus; diese Operation nimmt der „Arzt" vor, indem er die Frau auf den Unterleib schlägt.

Von den Eingeborenen der australischen Colonie Vic-

1) Quadri della natura umana etc. Milano. Vol. I, p. 307.

toria schreibt R. Oberländer[1]): Abortion durch Druck (sie bezeichnen dasselbe als Mibra) kommt keineswegs selten vor, besonders nach einem Zanke zwischen Mann und Frau.

Die Noeforezen, ein Papua-Stamm auf der Insel Noefoor, unweit Neu-Guinea, betreiben die Fruchtabtreibung, wenn ihre Frauen 3—4 Kinder geboren haben und nun nicht mehr gebären wollen. Die Frauen lassen sich ausser dem Gebräu, das sie einnehmen, ihren Leib mit einem Rohrbande fest zusammenschnüren und dann mit Füssen treten, so dass die Frucht mit Gewalt abgetrieben wird. Wollen dennoch alle Mittel nicht helfen, so sind sie genöthigt, ihre Niederkunft abzuwarten, und geschieht es dann bisweilen, dass eine Mutter ihr Kind, besonders wenn dieses ein Mädchen ist, erstickt, indem sie dem Kinde Asche in Nase und Mund stopft.[2])

Von den Samoa-Inseln wird berichtet, dass man sich dort „mechanischer Mittel" zum Abortiren unter den Eingeborenen bedient.

Eine infernalische Fertigkeit in der Kunst des Abtreibens besitzen nach de Rochas' Angabe die Papuas auf Neucaledonien; eine sehr gebräuchliche Art abzutreiben nennen sie die „Bananen-Kur". Scheinbar besteht sie darin, dass die Schwangere gekochte grüne Bananen siedend verschlingt. Da die Bananen völlig unschädlich sind, so dienen sie, wie Rochas meint, nur zur Verschleierung des wahren, bis jetzt noch nicht entdeckten Abortivmittels. Nicht selten hörte Rochas aus dem Munde der Eingeborenen: „Da geht auch Eine, die Bananen genommen hat." [3])

Von den Itälmen auf Kamtschatka berichtet Steller: „Die Kinder abzutreiben haben sie verschiedene Mittel, welche ich bis dato nur dem Namen nach weiss, aber noch nicht gesehen habe. Das Grausamste ist, dass sie die Kinder im Mutterleibe todt drücken und ihnen Arme und Beine durch alte Weiber zerbrechen und zerquetschen lassen. Und abortiren sie nach diesem die todte Frucht ganz, oder sie putrescirt und kommt in Stücken von ihnen, und geschieht es öfters, dass auch die Mutter ihr Leben darüber lassen muss."

Der künstliche Abortus wird in Alaska (Nordamerika) bei den Indianern zuweilen im 4. Schwangerschaftsmonate durch Kneten und Comprimiren des Uterus vermittels der Hand durch die

1) Globus 1863, Bd. IV, S. 279.

2) Van Hasselt in Zeitschr. f. Ethnolog. 1876, VIII, S. 184.

3) Ausland 1862, S. 1092.

Bauchdecken ausgeführt. Intrauterine Tödtung des Fötus durch in den Uterus eingeführte Instrumente verbietet die Angst der Indianer vor allen operativen Eingriffen.[1])

Ueber das Abtreibungsverfahren der Eskimos (Inuit) berichtet Emil Bessels[2]): Aehnlich, wie sich im missionarisirten Grönland die Schwangeren des Kaminstockes (ein Stück Holz zum Ausweiten der nassen Fussbekleidung) zu diesem Zwecke bedienen, so benutzen die Itanerinnen des Smith-Sundes entweder den Peitschenstiel oder einen anderen Gegenstand und klopfen oder pressen sich damit gegen das Abdomen, welche Procedur mehrmals des Tages wiederholt wird. Eine andere Art der Abtreibung der Leibesfrucht besteht in der Perforation der Embryonalhüllen; eine Operation, die uns in ein gelindes Staunen versetzt. Eine dünngeschnitzte Wallross- oder Seehundsrippe ist an ihrem einen Ende messerschneidenartig zugeschärft, während das entgegengesetzte stumpf und abgerundet ist. Das erstere trägt einen aus gegerbtem Seehundsfell genähten cylindrischen Ueberzug, der an beiden Enden offen ist und dessen Länge derjenigen des schneidenden Theiles des Knochenstückes entspricht. Sowohl an das obere, als an das untere Ende dieses Futterals ist ein etwa 15—18 Zoll langer Faden aus Rennthiersehne befestigt. Wird diese Sonde in die Vagina eingeführt, so ist der schneidende Theil durch den Lederüberzug gedeckt. Wenn die Operirende weit genug in die Geschlechtsöffnung eingedrungen zu sein glaubt, so übt sie einen sanften Zug auf den an dem unteren Ende des Futterals befestigten Faden aus. Hierdurch wird selbstverständlich die Messerschneide blossgelegt, worauf eine halbe Umdrehung der Sonde vorgenommen wird, verbunden mit einem Stosse nach oben und innen. Nachdem die Ruptur der Embryonalhüllen erfolgt, zieht man das Instrument wieder zurück; zuvor aber wird ein Zug auf den oberen Faden des Messerfutterals ausgeführt, um den scharfen Theil der Sonde zu bedecken und hierdurch einer Verletzung des Geschlechtskanals vorzubeugen. Bessels erfuhr, dass diese Operation von der Schwangeren stets selbst ausgeführt wird.

Die Bewohner der nördlichen Hudsonsbai nöthigen ihre Weiber, sich durch den Gebrauch eines gewissen, dort allgemein wachsenden Krautes ihre Frucht abzutreiben, um sich von

1) Nach Dall, Bericht von Lincoln, Bost. med. and surg. Journ. 1870, December.

2) Archiv f. Anthrop. 1875, Bd. XVIII, 112.

der beschwerlichen Last ihrer hülflosen Familie zu befreien.[1] Dasselbe thun auch die Irokesinnen in Canada, sowohl die verheiratheten, als auch die unverheiratheten.[2]

Die Negerinnen in Old-Calabar nehmen im dritten Schwangerschaftsmonat Medicin, um, wie sie sagen, zu prüfen, welchen Werth die Empfängniss habe; sie unterscheiden nämlich drei Arten einer misslungenen Conception: 1) die Conception von Zwillingen, 2) die Conception eines zu früh abgehenden Embryo und 3) die Conception eines Kindes, welches bald nach der Entbindung stirbt. Sie nehmen nun die Medicin zu dem Zwecke ein, um eine solche Conception zu vernichten, bevor sie, wie sie meinen, völlig Platz gegriffen hat. Diese Arzneien werden durch den Mund, durch den After und durch die Scheide eingeführt. Zuerst auf dem Wege durch den Mund und durch den After; wenn dann eine blutige Ausscheidung aus der Vagina erfolgt, so wird die Wirkung dieser Arzneien unterstüzt durch eine unmittelbare Application an den Gebärmuttermund. Zu letzterem Zweck nehmen sie eine von drei Pflanzen, eine Euphorbia, eine Leguminose oder ein Amomum. Das Stengelende des Blattstiels der Euphorbia, welches seinen Saft ausschwitzt, wird in die Vagina geschoben; zu demselben Zwecke wird die Schote einer Hülsenfrucht eingelegt oder eine kleine Menge Guineapfeffer, mit Speichel zu einer Masse zusammengerieben; dieser Guineapfeffer aber ist eine Amomum-Art. Nach Verlauf weniger Tage tritt Abortus ein. Allein es ist nicht der wahre und einfache Abortus, welchen die Negerinnen wünschen, es ist nach ihrer Meinung nur ein unter jenen Bedingungen auftretender. Er findet nur zur Verhinderung einer jener drei Conceptionsarten statt, welche nach Ansicht der Negerweiber unnatürliche sind und keinen Halt im Uterus haben. Allein nicht selten kommt es vor, dass die Wirkung eine zu starke war; später entwickeln sich constitutionelle Störungen und organische Leiden, und es folgt der Tod.[3]

Bei den Herrero gilt Pfeffer als Abortivmittel; in Alexandrien ebenfalls Pfeffer, auch Lorbeer und andere Mittel, ausserdem übt man hier das Kitzeln der Gebärmutter mittels eines Stückes Holz aus (Bericht des ehemal. Consul Gerhard).

---

1) Ellis, Voyage to Hudson-Bay, S. 198.

2) P. Frank, System einer vollst. medic. Polizei. Mannheim 1804. II, 57.

3) Arch. Hewan, Edinb. medic. Journ. 1864, Sept., p. 233; 1865, März, p. 857.

In Aethiopien wird Holz und Harz der Ceder, des Sadebaumes zur Erzeugung des Abortus benutzt.[1])

In Massaua benutzt man nach Dr. Brehm's mir übergebenem Bericht Absud einer nicht näher bezeichneten Thuja-Art.

Die Ausführung des künstlichen Abortus geschieht bei den Woloff-Negern durch Marabuts, doch nicht alle von diesen betreiben das Geschäft, vielmehr wohnen die Specialisten im Innern, besonders in der Gegend von Cayor. Dorthin begeben sich die freiwilligen Opfer, um vom Kinde befreit zu werden. Worin das Verfahren besteht, konnte Dr. de Rochebrune nicht erfahren[2]), nur so viel glaubt er erforscht zu haben: dass in gewissen Fällen vielleicht Arzneien (unbekannte) eine Rolle spielen, dass jedoch auch directe Handlungen nicht ausgeschlossen sind.

Wenn die Eingeborenen in Algerien fürchten, dass das Kind im Mutterleibe abgestorben ist, so muss die Schwangere ein Getränk zu sich nehmen, bestehend aus Honig und warmer Milch, in welchem Pulver von Vitriol (Zdadj) aufgelöst ist, dann soll das Kind abgehen; sollte letzteres aber noch nicht ganz todt sein, so wird es sich auf die Seite wenden und dann bestimmt ausgetrieben werden (Bertherand).

Andere Abtreibemittel, deren sich die Frauen der Eingeborenen in Algerien bedienen, sind: Man trinke die saure Milch einer Hündin, vermischt mit zerquetschten und geschälten Quitten. — Oder die Frau muss drei Tage lang eine Abkochung der Spargelwurzel und der Färberöthe(Grapp)wurzel trinken. — Oder ein Taleb muss auf den Boden einer Tasse zwei Worte aus dem Koran schreiben, und man wäscht dann diese Worte ab mit einer Mischung von Wasser, Oel, Kümmel, Raute und Rettig; diese Substanzen muss die Frau selbst auf dem Boden der beschriebenen Tasse zerquetschen und hin- und herreiben, dann drei Tage lang davon trinken; hierauf wird das Kind in ihrem Leibe eine solche Lage bekommen, dass es leicht abgeht. — Auch muss die Frau 10 Tage lang fünf Mal täglich eine Mischung von Milch und Salz trinken; ist das Kind hiervon nicht herabgestiegen, so trinke sie süsse und saure Milch von zwei Kühen, gemischt mit Essig, schon ein Schluck davon befreit sie vom Kinde. Sie mischen Spargel und Tafarfarat (?) gut durcheinander, setzen ein wenig Mehl zu und kochen es mit

---

1) R. Hartmann, Naturgesch.-medic. Skizze der Nilländer. Berlin 1866. S. 357.

2) Rev. d'Anthrop. 1881, IV, 2, S. 284.

etwas Wasser; hiervon essen sie drei Tage lang, während deren sie gleichzeitig Wasser trinken aus einer Tasse, auf deren Boden geschrieben stehen die Worte: Mit Gott! Djbrahil (Name eines Engels)! Mit Gott, mein Engel (hier folgt der Name des Engels der Frau)! Mit Gott! Srafil (Name eines Engels)! Mit Gott! Azraïl (Name eines Engels)! Mit Gott! Mohammed (der Prophet)! Gruss sei ihm, zweimal Gruss! Er ist es, welcher auferweckt, der durch seine Kraft vom Tode wieder erstehen lässt. Er hat gesagt: Er lebe! zu dir, die zum ersten Male empfangen hat; er hat es gesagt, wenn sie trinkt während dreier Tage die Farbe, mit welcher in die Tasse geschrieben ist.[1])

Vor Abortus schreckt man nach Nachtigal[2]) in Fezzan nicht zurück, denn kein Gesetz verbietet ihn; alte Weiber besorgen ihn mittels Kügelchen von Rauchtabak oder von Baumwolle mit dem Safte des Oschar (Colotropis procera), innerlich sollen Russ irdener Kochgeschirre und eine Henna-Maceration dieselbe Wirkung haben.

In Indien ist die Abtreibung der Leibesfrucht sehr gebräuchlich. Ueber die Mittel, welche hier angewendet werden, berichtet John Shortt[3]): Der Saft der frischen Blätter von Bambusa arundicea, der Milchsaft verschiedener Euphorbiaceen (E. tirucalli, E. fortilis, E. antiquorum und Calatrapis gigantea); auch Asa foetida, vermischt mit verschiedenen wohlriechenden und gewürzhaften Substanzen, wird viel benutzt. Als das wirksamste Mittel wird jedoch die Plumbago Zeylanica angesehen, deren Wurzel gewöhnlich innerlich gereicht, aber auch local angewendet wird. Die Wurzel wird dann zugespitzt und muss mit grosser Gewalt in den Uterus geschoben werden, da Shortt die Wurzel in mehreren Fällen noch daselbst antraf, während die Frucht bereits ausgestossen war. In der Leiche einer Frau, die abortirt hatte, ward der Fundus uteri an drei verschiedenen Stellen perforirt gefunden. Solche Fälle sollen nicht selten sein, wie denn anderweitige Gebärmutterkrankheiten infolge solcher Behandlung dort sehr häufig sind (Schmidt's Jahrb. 1869).

Unter den Hindus in Calcutta giebt es Leute, die sich professionsmässig mit dem Geschäfte des Abortus befassen und sich

1) Bertherand, Méd. et Hyg. des Arabes, p. 545.
2) Sahara u. Sudan, I, S. 153.
3) Transactions of the obstetrical Society of London. London 1868.

dazu entweder des Eihautstiches oder medicamentöser Tränke bedienen, in welchen Asa foetida eine grosse Rolle zu spielen scheint.[1])

In Karikal, einer französischen Besitzung in Ostindien, wird unter der Bezeichnung schwarzer Kümmel die Nigella sativa (eine Helleborus-Art) benutzt, deren scharfätherische Samen in kleineren Gaben (bis 15 g) als Emmenagogum, in grösseren als Abortivum wirken sollen; sie werden gepulvert und mit Palmzucker als Paste genommen.[2])

Nach einem älteren Berichte[3]) sollen in Ostindien die lüderlichen Weibspersonen sich ihr Kind durch unreife Ananas abtreiben.

In Persien lassen sich die Schwangeren, insbesondere die ausserehelich Geschwängerten, den Abortus dadurch herbeiführen, dass die Hebamme mittels eines Hakens die Eihäute sprengt, was in Teheran von mehreren deshalb renommirten Hebammen mit grosser Geschicklichkeit ausgeführt wird. Nur einzelne unglückliche Geschöpfe wollen sich selbst helfen; sie setzen massenhafte Blutegel an, machen Aderlässe an den Füssen, nehmen Brechmittel aus Sulphas cupri, Drastica oder die Sprossen von Dattelkrone; und fruchten alle diese Mittel nicht, so lassen sie sich den Unterleib walken und treten. Viele dieser Unglücklichen gehen zu Grunde. Polak, der dies erzählt[4]), wurde in Teheran oft um Abortivmittel gebeten. In der persischen Provinz Gilan am caspischen Meere bewirkt man die Abtreibung durch Schläge, Stösse, Druck u. s. w. auf den Bauch, innerlich durch drastische Purganzen (Häntzsche's Mittheil.).

Von den jetzigen Arabern wird Aehnliches berichtet; so sagt Dr. C. Rique, Militärarzt in Algerien[5]), dass die Matronen, welche bei den arabischen Stämmen Algiers die Entbindungen besorgen, auch den künstlichen Abortus einleiten, indem sie die Punction der Eihäute ausführen. Dr. Rique sah selbst bei einer auf solche Weise entbundenen Frau in der Nähe des Muttermundes, den die ungeschickte Hand der Matrone verfehlt hatte, zwei bis drei Wunden, die von einem spitzen Instrumente herrührten.

---

1) Allan Webb, Pathologia Indica. 2. Ed. London 1848.

2) Canolle, These, De l'avortement criminel à Karikal. Paris 1881.

3) Krünitz, Encyclop., I. Bd. Vgl. P. Frank, System der medicin. Polizei, II, 57.

4) Persien I, 218.

5) Études sur la médecine légale chez les Arabes. Gaz. méd. de Paris 1863, No. 10, p. 156 ff., 161.

Auf der Insel Formosa (China) wird der Leib der Schwangeren mit Füssen getreten, um Abortus zu bewirken. Von den Chinesen wird hierzu, nach Scherzer, vielfach der Moschus (Sha-heung) gebraucht.

In Sibirien benutzen die Mädchen die Wurzel von Adonis vernalis und Adonis apennina.[1])

Wenn bei den Mongolen ein Mädchen während der Probezeit geschwängert wird, so befreit es sich durch gewaltsame, grösstentheils äusserliche, zum Theil recht gefährliche Mittel von der Frucht. Besonders giebt es erfahrene alte Weiber unter den Kalmücken, die durch lange fortgesetztes Reiben des Unterleibes, durch Auflegen glühender, in eine alte Schuhsohle gewickelter Kohlen auf die Gegend der Gebärmutter und durch andere hautschauernde Manipulationen, welche die Mädchen mit der grössten Geduld ertragen sollen, diesen Zweck zu erreichen suchen.[2])

In Siam existirt ein Abortivmittel, welches von den Eingeborenen vielfach benutzt, aber geheim gehalten wird, wenigstens konnte Sir Robert Schomburgk, welcher sich Mühe gab, Näheres darüber zu erfahren, nicht erfragen, welche Pflanze man hierzu benutze, denn man konnte ihm nur soviel mittheilen, dass das Mittel vegetabilisch sei.

In der Türkei treiben die Hebammen die Frucht durch Einführung irgend eines reizenden Körpers (z. B. einer Pfeifenspitze) in die Gebärmutter ab.[3]) Den türkischen Weibern sind nach Oppenheim[4]) der Safran und die Sabina als Abortivmittel bekannt; ausserdem bedienen sie sich häufig der Folia aurantiorum mit der Jalappen-Wurzel, die sie mit kochendem Wasser infundiren und als Thee trinken lassen, ein Mittel, das sie seiner Sicherheit wegen allen anderen vorziehen, nur sollen seiner Anwendung lebensgefährliche Blutungen folgen.

In Japan[5]) ist künstliche Erregung des Abortus nicht gestattet; sie gilt in den besseren Gesellschaftsklassen für eine grosse Schande. Dennoch wird dieselbe bei unehelich Schwangeren und selbst verheiratheten Frauen aus den niederen Ständen sehr häufig ausgeführt von einer Art Hebammen, die im übrigen ganz

1) P. Frank, System der medicin. Polizei, II, 57.

2) P. S. Pallas, Sammlung historischer Nachrichten über die mongolischen Völkerschaften. St. Petersburg 1776. 1801, II, p. 235.

3) P. Eram, S. 45.

4) Zust. d. Heilk. in der Türkei, S. 65.

5) W. Stricker in Virchow's Archiv, 62. Bd., 2. Heft. 1877.

unwissend sind. Sie bedienen sich seit alter Zeit dazu eines Verfahrens, das erst in diesem Jahrhundert bei einigen Geburtshelfern für die künstliche Erregung der Frühgeburt in Aufnahme gekommen ist. Dies Verfahren besteht darin, dass ein mehr als Fuss langes Stück der biegsamen, etwa an Dicke einem Gänsekiel gleichenden Wurzel von Achryanthes aspera Thunberg zwischen Uteruswand und Eihäute geschoben und daselbst 1—2 Tage liegen gelassen wird. Die Wurzel wird vor dem Einführen, das mit Hülfe von zwei in die Vagina eingeschobenen Fingern geschieht, mit Moschus bestrichen, ausserdem wird auch innerlich Moschus gegeben. Der Erfolg dieses Verfahrens ist sicher. Eine Modification desselben ist die Einführung von Seidenfäden, die mit Moschus imprägnirt sind, in den Muttermund. Aber auch die rohen Methoden des Einstossens von schwertförmig zugespitzten Bambusstäben oder zugespitzten Zweigen einiger Sträucher in den Muttermund kommt vor und führt nicht selten zum Tode. Als geeigneter Moment zur Ausführung gilt der 4. und 5. Schwangerschaftsmonat.

In Russland sind als Abortivmittel nach Krebel's Angabe innerlich Sublimat, Sabina und Secale cornutum gebräuchlich. In Esthland aber nehmen die schwangeren Mädchen Mercurius vivus mit Fett gemischt; nach v. Luce immer vergeblich.

Eine ganz besondere Methode zur Frucht-Abtreibung scheint ein Pfuscher in Schweden auszuüben. Dr. Edling berichtet von einem tödtlich abgelaufenen Fall, wo sich eine Frauensperson von einem Feldhüttenbesitzer eine geheime Manipulation machen liess; derselbe gab ihr eine Röhre, die sie so weit als möglich in den Leib einführen musste; dann that er in dieselbe einen Stoff und blies hinein. Bei der Section fand sich arsenige Säure im Uterus.

Im jetzigen Griechenland ist nach den mir von Professor Damian Georg in Athen vor mehreren Jahren zugegangenen brieflichen Mittheilungen am gebräuchlichsten Opium oder Belladonna, welches die Frauen gewaltsam in die Scheide einführen; weniger gebräuchlich ist das Sitzen auf sehr heissen steinernen Becken innerhalb des Bades und drittens die Pellentia, namentlich Ruta odorans, Sabina und der Bernstein, selten allgemeine Aderlässe, welche immer am Fusse gemacht werden.

Von den in England gebräuchlichen Abortivmitteln nennen wir nach Taylor: Canthariden (nur wenig concrete Fälle sind bekannt, in welchen sie zur Anwendung kamen), Juniperus Sabinae scheint sehr beliebt zu sein, da Taylor und Andere zahlreiche

Vergiftungen Schwangerer mit diesem Mittel berichten; die Blätter des Taxus (Eibenbaum) scheinen ebenfalls renommirt und gebräuchlich zu sein; auch Eisenmittel (Sulphat, Chlorit) kommen nach Taylor in England als Abortivmittel vor.

In Amerika soll bei den Abtreibern besonders Juniperus virginiana üblich sein. Wait beobachtete dort vier Vergiftungsfälle mit diesem Mittel. Doch wird auf alle Fälle von den geübteren Personen ein mechanisches Verfahren benutzt.

In Frankreich sind eine Menge vom Volke theils mit Recht, theils mit Unrecht für Abortiva gehaltene Stoffe in Gebrauch, wie Tardieu[1]) berichtet: Meerzwiebel, Sassaparille, Guajak, Aloë, Melisse, Kamille, Artemisia, Safran u. s. w.; kräftiger als diese sind Sabine und Raute, sowie Mutterkorn; als mechanische Hülfsmittel benutzt man dort das Eindringen in den Uterus mittels der Finger, der Nägel, einer Pfeilsonde, einer Stricknadel u. s. w. Auch hat Tardieu schon im Jahre 1855 und 1856[2]) Statistisches über das Abtreiben in Frankreich zusammengestellt. Erfolglose Abtreibungsversuche fanden statt durch gewisse indirecte Mittel: allgemeine oder locale Blutentziehungen, Fussbäder, Qualm- und Sitzbäder, Vollbäder, körperliche Anstrengung (Gehen bis zur Ermüdung oder absichtliches Fallen). Meist dienten diese Mittel nur zur Unterstützung und Vorbereitung für andere. Ferner wurden angewendet ohne Erfolg Safran- und Wermuthpräparate. Es kamen von inneren wirksamen Mitteln zur Frucht-Abtreibung im Volke insbesondere Ruta graveolens, Secale cornutum und Juniperus sabina vor; ferner erfuhr Tardieu von Abtreibungsversuchen durch das ätherische Oel von Juniperus Sabina, durch Pulv. cantharid. mit Magnesia sulphurica und durch einen Trank, welcher aus Feldkelle, Rainfarrn, Johanniskraut, Sadebaum und Rus bereitet war. Mehr als die Hälfte aller mit diesen inneren Mitteln behandelten Schwangeren starb. In vielen anderen Fällen wurden in Frankreich mechanische Eingriffe zur Frucht-Abtreibung gemacht: in der Regel wurde ein mehr oder weniger spitzes Instrument (Holzstab, Stricknadel, Uterussonde) eingeführt, einmal die ganze Hand zu Hülfe genommen, um den Fötus herauszureissen, einmal auch Pressschwamm in den Muttermund eingelegt. Die Ausführung dieser mechanischen Eingriffe besorgten 17 Mal Hebammen, 3 Mal Bader und Quacksalber und 1 Mal ein Arzt. Als vorbereitende Mittel

1) Ann. d'ygh. 1864, Hft. 1.

2) Ann. d'hyg. Avril 1855 et 56. Schmidt's Jahrb. Bd. 93, S. 95.

wurden in der Regel theils Abortiva, theils warme Bäder, auch Aderlass angewendet, unmittelbar nach der Operation wurde gewöhnlich ein ermüdender Spaziergang, häufig auch abermals ein warmes Bad verordnet. Als Folgen dieser mechanischen Mittel kamen 7 Mal Verletzungen der Gebärmutter, 5 Mal Verletzung des Fötus, 3 Mal complicirtere Verstümmelungen und 4 Mal consecutive Erkrankungen vor (Eierstocksanschwellung, Gebärmutterkrebs, chronische Metrorrhagie, Exsudatbildung im kleinen Becken). Die Sterblichkeit war 60 Proc.

Unter den Mitteln, welche namentlich in Frankreich zur Erregung des künstlichen Abortus gebraucht werden, führt T. Gallard[1]) folgende an:

1) Medicamente und Getränke: Beifuss, Absynth, Safran, Apiol, Vanille, Wachholder, Kamille, Melisse u. s. w.; sie sind zur beabsichtigten Wirkung allein ungenügend.

   Jod und Jodpräparate wirken vielleicht, wenn sie, in grösseren Dosen gegeben, den Gesundheitszustand stark alteriren. Sogar Raute, Taxus, Sadebaumrinde, Aloë und Mutterkorn wirken ebenfalls nur mittelbar, theils durch Verschlechterung der Gesundheit, theils durch starkes Purgiren, theils aber sind sie geeignet, die Wirkung der directen Manipulation zu unterstützen.

2) Unter den indirecten Mitteln, die aber nur geeignet sind, die Wirkung anderer zu unterstützen, oft auch das Verbrechen zu verschleiern dienen, unterscheidet Gallard:

   a. Heisse Fussbäder, einfache oder sehr heisse Vollbäder, Senfteige auf Schenkel oder Brust.

   b. Blutentziehungen, Schröpfen, Blutegel an die Vulva gesetzt.

   c. Künstliche Uebermüdung; Einschnürung des Unterleibes, die aber nur in der letzten Zeit der Schwangerschaft wirksam sein kann.

   d. Schläge, Stösse, Fall auf den Unterleib.

3) Directe Manipulationen, ausgeführt mit Hülfe von Instrumenten, der Sonde, des Tarnier'schen Apparates zur Einleitung der künstlichen Frühgeburt; häufig Verwendung gewöhnlicher Strick- und Häkelnadeln ohne Haken. Ferner gehören hierher der Pressschwamm, Laminaria; dann die

---

1) De l'avortement au point de vue médico-légal. Paris 1878. S. 18 ff.

Spritzen, um Injectionen in den Uterus zu machen (letztere werden selten gebraucht); endlich die Elektricität.

Wahrscheinlich werden mehrere der zuletzt genannten Mittel lediglich von gewissenlosen Aerzten und Hebammen benutzt.

Unter den slavischen Volksstämmen Deutschlands scheinen ziemlich ähnliche Abortivmittel heimisch zu sein, wie unter den deutschen. In Böhmen suchten sich nach Maschka schwangere Mädchen die Frucht durch Bier mit Paeonia, durch Asarum europaeum, durch Decoct von Ruta graveolens und Glaubersalzlösung abzutreiben; — freilich vergebens. Ein sonderbares Abortivmittel fand Zechmeister in Essegg[1]); dem Mädchen, welches sich für schwanger gehalten hatte, war von einer Frau ein sechs Zoll langer federkieldicker Zweig in die Scheide so eingeführt worden, dass sein vorderes Ende im Muttermund sich befand, während das andere rückwärts in der Masse des Kreuzbeines stak. Zechmeister berichtet, dass in der Gegend von Essegg in Böhmen nicht selten Schwangere im 5. bis 6. Monat abortiren mit Hülfe gewisser Frauen, welche die Sache systematisch betreiben, indem sie mittels einer Spindel durch den Muttermund die Eihäute, ja auch den Kindeskopf durchstechen.

In Deutschland sind unter den volksgebräuchlichen Abortivmitteln bekanntlich vorzugsweise Aloë, Sabina und Thuja in Ruf; doch wird auch häufig die sicherere mechanische Hülfe angewendet. In Norddeutschland wendet das Volk ganz ähnliche Abortivmittel, wie in Mittel- und Süddeutschland an. Im Herzogthum Schleswig fand z. B. Dr. J. Thomsen, Physikus in Cappeln[2]), dass von einer Frau, welche das Abtreiben gewerbsmässig betrieb, regelmässig gewisse Mittel in einer bestimmten Reihenfolge in Anwendung gebracht wurden. Sie verordnete zuerst Abkochungen von Hopfen und Brombeerblättern (Rubus fructicosus), dann Thymian oder Quendel (Thymus serpyllum), Rosmarin (in Schleswig von den gemeinen Leuten nur als Topfzierpflanze cultivirt) und Kamillen; ferner Geil (Spartium scoparium war das als „Geil" bezeichnete, aus einer entfernten Haidegegend herbeigeschaffte Kraut). Darauf ging die Frau zu den stärker wirkenden Mitteln, zum Lebensbaum (Thuja occidentalis, dort nur in geschlossenen Gärten als Zierstrauch gehegt und oft von den Mädchen als Emmenagogum und Abortivum heimlich benutzt) und zur Sabina (Juniperus sa-

1) Allg. Wiener med. Ztg. 1864, Nr. 11, S. 81.
2) Vierteljahrsschr. f. gerichtl. Med. 1864, I, 2. Oct. S. 315.

bina) über. Andere Mittel, welche in jener Gegend gebräuchlich sind, sind das florescirende Kraut des gemeinen Beifusses (Artemisia vulg.), Brechmittel und Abkochungen der Blüthen der grossen gefüllten Bauerrose (Paeonia). Das Hauptmittel aber der erwähnten berühmten Abtreiberin war Safran (Crocus sativus), von dem die Schwangere etwa 1 Drachme mit einer Flasche Wasser unter Zusatz von etwas Stärke gekocht in zwei Portionen früh und Abends zu sich nehmen musste (die Folgen waren nach $^1/_2$ Stunde Uebelkeit mit Würgen, Müdigkeit, Eingenommensein und Schmerzen des Kopfes und nach dreitägigem Gebrauche des Mittels Schmerzen im Leibe und Reissen in allen Gliedern). Wurde hierdurch nicht die erwünschte Wirkung erzielt, so nahm die Abtreiberin mit Hülfe eines Mannes mechanische Manipulationen vor: Die Schwangere musste sich auf den Rücken legen, worauf die Abtreiberin beide Fäuste auf den Bauch der Schwangeren stemmte und damit so stark, als letztere es aushalten konnte, vom Nabel abwärts ins Becken presste. Nun legte sich der Gehülfe der Abtreiberin auf die Kniee zwischen die beiden ausgespreizten Beine der Schwangeren hin, fuhr mit zwei Fingern in die Scheide und arbeitete darin so lange herum, bis es ihm gelang, eine „dünne Haut“ zu durchstossen. Diese Operation, welche als eine sehr schmerzhafte bezeichnet wurde, hatte nicht jedesmal sogleich den erwünschten Erfolg, sondern musste in mehrtägigen Zwischenräumen, in einem Falle sogar fünfmal, wiederholt werden, ehe Abortus wirklich eintrat. — Auch anderwärts wurde in Deutschland Abortus durch Drücken auf den Unterleib des Weibes hervorgerufen.[1]) In neuer Zeit benutzen Hebammen hier und da Stricknadeln, mit welchen sie die Eihäute anstechen, oder es werden auch — wie ich in einem Falle fand — Einspritzungen in den Uterus mittels eines männlichen Katheters gemacht, ein Verfahren, welches die Abtreiberin der modernen Geburtshülfe entlehnt hatte.

Ueber die im Frankenwalde gebräuchlichen Mittel zum Abtreiben führe ich die Angaben an, welche wir durch Dr. Flügel[2]) erhielten. Dort bezeichnet man besonders hohes und weites Hinauslangen mit den Armen, schweres Heben, Tragen, Tanzen, Springen, holperiges Fahren, freiwilliges Fallen, Belastung des Leibes, sich treten lassen u. s. w. als der Schwangerschaft sehr feindliche, beziehungsweise hülfreiche Vorgänge. Manche Weiber legen einen

1) T. Wistrand in Hanke's Zeitschr. f. Staatsarzneik. 1862, Bd. 85, S. 122.

2) Volksmedicin und Aberglaube im Frankenwalde, 1863, S. 47.

hohen Werth auf das Auswinden von nasser Wäsche mit einiger Kraft. — „Mutterkraut“ wird im Frankenwalde jedes Kraut genannt, von dem man glaubt, dass es treibende, die Thätigkeit der Gebärmutter anregende oder auch beruhigende Kräfte besitzt, so zunächst Melisse, dann Minze, Raute u. s. w. Fast durchweg kennt man den Sadebaum, Segelesbaum, weit seltener das Mutterkorn. In mässigem Rufe stehen ferner Brech- und Abführmittel, besonders Aloë, dann starker Kaffee, Zimmt, Safran; die Mutterblätter, = Sennesblätter, reinigen bekanntlich die Gebärmutter. Vom Schiesspulver sagt eine rohe Weise: es macht offen, da müsse es zu einem Loche hinaus. Im Stern- und Planetenbalsam (Perubalsam) vermuthet man eine gewaltige geheime Kraft, er dient gegen Unvermögen und als Abortivum. Man kennt den Eihautstich, roh, indem geradezu gerathen wird, etwas Spitziges, Stricknadel u. s. w., in die Vagina zu stossen, oder auch, richtig bezeichnet, durch das Orificium uteri. Essig trinken, viel Kochsalz essen, dauernd hungern, viel Branntwein, überhaupt scharfe, giftige Sachen zu sich zu nehmen, gelten weiter als Abortiva. Buben, meint man, seien leichter abzutreiben, als Mädchen. „Das kann ja kein Mord sein, denn es hat ja kein Leben,“ sagt man unschuldigerweise und verleitet durch den Umstand, dass die Schwangere in der ersten Hälfte der Schwangerschaft die Bewegungen des Kindes nicht fühlt. Man bittet wohl auch den Arzt um ein Mittel, „welches die Nabelschnur abfrisst“. Im Frankenwalde glauben auch die geschwängerten Mädchen, durch wiederholten Aderlass die Frucht abtreiben zu können.

In der Pfalz suchen sich die Frauen das Kind durch Thee von Sevenbaumblätter (Juniperus Sabina) abzutreiben. Fr. Pauli [1]) sagt: „Wenn man aus ihnen durch Fragen entlockt, dass sie schon solchen Thee getrunken haben, so kann man 6 gegen 1 setzen, dass man eine Schwangerschaft vor sich habe, die man nur unter der Form einer Krankheit vertreiben soll.“

In Schwaben suchen sich die Mädchen die Frucht ebenfalls durch Sadebaum abzutreiben [2]), auch glaubt man dort, dass man die todte Frucht abtreiben kann, wenn man die Frau mit Rossschmalz von unten hinauf räuchert; ebenso wurde daselbst Beifuss zu kinderabtreibenden Tränken benutzt. [3])

---

1) Die in der Pfalz und den angrenzenden Ländern üblichen Volksheilmittel. Landau 1842. S. 94.

2) Buck, Med. Volksglauben aus Schwaben. Ravensburg 1865. S. 40.

3) Ebend. S. 33.

In der Gegend von Ohrdruf (Thüringen) glaubt man im Volke, dass die Schwangerschaft verschwinde, wenn eine Schwangere einen Tropfen Blut unter gewissen Ceremonien in einen Baum bohrt.

In früher Zeit scheint schwarze Seife als Abortivmittel gegolten zu haben, denn schon Lindenstolpe[1]) nennt sie unter denselben: „famosus in Belgio sapo niger."

Wir sprachen hier nur von den volksgebräuchlichen, nicht von den in der Medicin vorgekommenen, nunmehr zum grössten Theile wieder verlassenen Mitteln. Manche dieser letzteren Mittel gelangten erst aus den Händen des Volkes in den Arzneischatz der Aerzte. In dieser Beziehung haben einige derselben eine merkwürdige Vorgeschichte. So ist das Secale cornutum erst im Anfange unseres Jahrhunderts durch amerikanische Aerzte in die geburtshülfliche Praxis eingeführt worden, durch Stearns, Prescott; bis dahin war das Mittel so gut wie unbekannt. Wenigstens erwähnt Gmelin in seiner „Allgem. Geschichte der Pflanzengifte" noch nichts von seiner uterinen Wirkung. Dagegen scheint doch schon im vorigen Jahrhundert das Mutterkorn locale Verwendung als Geheimmittel gefunden zu haben, wie unter anderem Lorinser[2]) aus einem im Jahre 1778 an die hannoverschen Hebammen erlassenen Verbote nachgewiesen hat. Warum sollte nicht auch manches, bei rohen Völkern vorkommende Verfahren in einer geläuterten Weise auf dem Gebiete wissenschaftlicher Geburtshülfe Anwendung finden?

---

1) Liber de venenis. p. 660.

2) Versuche und Beobachtungen über Mutterkorn, S. 68.

Druck von A. Th. Engelhardt in Leipzig.

Hartmann, Robert, Der Gorilla. Zoologisch-zootomische Untersuchungen. Mit 13 in den Text gedruckten Holzschnitten und 21 Tafeln. gr. 4. 1880. geh. ℳ 30. —

Der Periplus des Erythräischen Meeres von einem Unbekannten. Griechisch und deutsch mit kritischen und erklärenden Anmerkungen nebst vollständigem Wörterverzeichniss von **B. Fabricius.** gr. 8. 1883. geh. ℳ 6. —

Der im ersten Jahrhundert unsrer Zeitrechnung von einem ägyptischen Kaufmann verfasste Periplus wird durch die, dem griechischen Texte gegenüberstehende deutsche Uebersetzung zum ersten Male auch Nichtphilologen zugängig gemacht. Durch die Schilderung der Handelsplätze an der Ostküste Afrika's u. s. w., durch die Mittheilungen über Handel und Schifffahrt ist der Periplus von grosser culturhistorischer Wichtigkeit.

Ploss, H. H., Ueber die Lage und Stellung der Frau während der Geburt bei verschiedenen Völkern. Eine anthropologische Studie. Mit 6 Holzschnitten. gr. 8. 1872. geh. ℳ 1. 50

Ribot, Th., Die Erblichkeit. Eine psychologische Untersuchung ihrer Erscheinungen, Gesetze, Ursachen und Folgen. Deutsch von Dr. Otto Hotzen. gr. 8. 1876. geh. ℳ 7. —

Eine umfassende Darstellung und Verarbeitung der wichtigsten über die Vererbung bekannten Thatsachen. Die körperliche Vererbung wird, als Grundlage des ganzen Gebietes, in der Einleitung behandelt, das Werk selbst ist dagegen hauptsächlich den hierher gehörigen psychologischen Erscheinungen gewidmet. Der erste Abschnitt enthält eine Zusammenstellung des Thatsächlichen, der zweite die Gesetze der Vererbung, der dritte deren Ursachen und der vierte deren Folgen.

Richthofen, Ferdinand Freiherr von, **Aufgaben und Methoden der heutigen Geographie.** Akademische Antrittsrede, gehalten in der Aula der Universität Leipzig am 27. April 1883. gr. 8. 1883. geh. ℳ 1. 80

Sachs, Carl, Aus den Llanos. Schilderung einer naturwissenschaftlichen Reise nach Venezuela. Mit Abbildungen im Text und einem Titelbilde. gr. 8. 1879. geh. ℳ 9. —

Das Werk des in den Tiroler Alpen verunglückten hoffnungsvollen jungen Gelehrten ist eine der besten Erscheinungen auf dem Gebiete der neueren Reisebeschreibung. Es schildert in lebendiger und anziehender Weise die Erlebnisse und Eindrücke des Verfassers auf einer im Auftrage der Berliner Akademie der Wissenschaften auf Kosten der Humboldtstiftung in den Jahren 1876—1877 ausgeführten Reise nach Venezuela.

Druck von A. Th. Engelhardt in Leipzig.

FSC
www.fsc.org
MIX
Papier | Fördert
gute Waldnutzung
FSC® C083411

Zeitfracht Medien GmbH
Ferdinand-Jühlke-Straße 7
99095 Erfurt, Deutschland
produktsicherheit@kolibri360.de